Dr. Maher Damen-Barakat & Ursula Christa Damen-Barakat

Schwingungen prägen unser Leben

Zu diesem Buch:

55 Jahre Tätigkeit in medizinischen Berufen prägen. Berufliche und gesundheitliche Krisen haben das Leben begleitet. Veränderungen können jedoch immer nur von einem selbst kommen. Daher bedeutet das ständige Arbeiten an sich einen wichtigen Schritt hin zur Selbsterkenntnis und hilft bei der Heilung. Auf vielfachen Wunsch der Patienten zeichnet Ursula Christa Damen-Barakat in diesem Buch den beschrittenen Weg ihres Mannes, beginnend vom jungen Studenten bis zum Ganzheitsmediziner, auf.

Den Menschen in seiner Ganzheit zu betrachten soll das Ziel jeder Therapie sein. Daher bleibt der kritische Blick auf das Gesundheitswesen und der Arbeitsweise der Ärzte nicht aus. Kommunikation und Wertschätzung in der medizinischen und vor allem ärztlichen Tätigkeit besitzt einen sehr hohen Stellenwert und wird eingefordert. Der richtige Umgang mit den Patienten und die Mitarbeit des Patienten bei der Therapie sind Eckpfeiler jeder Arzt-Patienten Beziehung.

Die Autoren:

Dr. Maher Damen-Barakat, 1942 in Nablus/Palästina geboren, lebt seit 1961 in Wien. Nach der Matura und einem Collegejahr in Nablus Studium der Labordiagnostik und Studium der Medizin in Wien. Ab 1980 niedergelassener Allgemeinmediziner mit allen Kassen. Seit 1996 Integration des ganzheitlichen Ansatzes in die tägliche Praxis. Seit 2009 ausschließlich als beratender, ganzheitsmedizinisch orientierter Arzt tätig.

Ursula Christa Damen-Barakat, 1954 in Wien geboren, seit 1980 in den Ordinationen in Wien und Mödling tätig. Beratungswissenschaftlerin und Mediatorin in freier Praxis.

Dr. Maher Damen-Barakat
Ursula Christa Damen-Barakat

Schwingungen prägen unser Leben

Schau auf Dich!

Herausgeberin: Ursula Christa Damen-Barakat, MSc
Autoren: Maher, Damen-Barakat, Ursula Christa, Damen-Barakat
Umschlaggestaltung, Illustration: Ursula Christa, Damen-Barakat

Verlag: Buchschmiede von Dataform Media GmbH, Wien

ISBN: 978-3-99084-409-0 Paperback
ISBN: 978-3-99084-212-6 Hardcover
ISBN: 978-3-99084-211-9 e-Book

Printed in Austria

INHALT

„Solange wir geistig und seelisch blockiert sind, können die beste medikamentöse Therapie, die hochwertigste Ernährung und das individuellste körperliche Training ihre Wirkkraft nicht entfalten. Erst mit der Arbeit an uns selbst stabilisieren wir unsere Gefühlswelt und öffnen Wege für Entfaltung und Entwicklung“

Vorwort

Bereits nach wenigen Jahren in der Kassenpraxis wurde mir schmerzlich bewusst, dass ich als Arzt schon auf sehr viele Ungereimtheiten in meiner beruflichen Tätigkeit gestoßen bin, die mich sehr gestört haben, die ich gespürt, gesehen, erlebt und letztendlich verdrängt habe. Es war nicht die Art von Medizin, die ich ausüben wollte. Im Zeitraum zwischen dem Beginn meiner Tätigkeit als praktizierender Allgemeinmediziner und der Erkenntnis, dass ich mir und meinen Patienten anders begegnen und helfen möchte, ist sehr viel geschehen. In dieser Zeit der tiefgreifenden Veränderungen und des persönlichen Wandels wurde mir klar, dass ich selbst im Sinne meiner Patienten meine Arbeitsweise rigoros ändern muss und nur ich für mich selbst die Rahmenbedingungen dazu neu schaffen kann.

In meinem ersten Buch „Arabische Naturheilkunde“ habe ich mich ausführlich mit der arabischen Heilkunst beschäftigt und es war daher nur ein logischer Schritt, die ganzheitsmedizinische Arbeitsweise in meine tägliche Praxis einfließen zu lassen.

Einleitung

„Wenn die Seele weint, spricht der Körper“

Als Arzt am Scheideweg

Der Weg vom „Schulmediziner“ zum „Ganzheitsmediziner“ war für mich ein langer und steiniger. Erstens, weil wir in der heutigen Zeit in einer Gesellschaft der Zeitknappheit leben und in einer Kassenpraxis „sich Zeit nehmen“ keine rechenbare Größe darstellt und zweitens, da jede abweichende Therapieform von der Schulmedizin nicht bzw. begrenzt angenommen oder anerkannt ist, geschweige denn honoriert wird.

Was ist damals in den frühen 1990er Jahren mit mir geschehen? Wo ist die Begeisterung für meinen ärztlichen Beruf hin verschwunden? Ich wurde damals von einem bürokratischen System gezwungen, eine ärztliche Tätigkeit in einer Form auszuüben, die ich immer abgelehnt habe. Gleichzeitig musste ich in und mit diesem System arbeiten, da es meine Existenzgrundlage bedeutete.

Die Zeit rund um mein fünfzigstes Lebensjahr war für mich eine Zäsur. Sie hat mir mahnend aufgezeigt, dass ich mich von vielen belastenden Gedanken „entlasten“ sollte. Aber der Reihe nach…

Damals habe ich sehr schwer mit mir gerungen, um die verschiedensten Gedanken, Gefühle, Sehnsüchte zu beherrschen. Die Gedanken waren bei meinen Eltern, denen der Krieg in Palästina die Energie geraubt hatte. Beim Vater, der mit 49 Jahren an „gebrochenem Herzen“, an einem Herzinfarkt, verstorben ist. Bei der Mutter, die mit 49 Jahren an Darmkrebs gestorben ist, weil ihre Beschwerden von ihren Ärzten nie ernst genommen wurden.

Das war die Zeit, in der mein Körper zu „schwätzen“ begann. Ich fühlte mich nicht gesund, war aber auch nicht so krank, dass ich nicht arbeiten konnte. Mein Körper hat mir durch wechselnde Symptome gezeigt, dass ich meinen Rhythmus verloren habe! Meine körperliche und geistige Erschöpfung war damals sehr groß. Meine Symptome veränderten sich von Tag zu Tag. Einen Tag wachte ich mit Migräne auf, am nächsten Tag mit Fieber, wiederholt litt ich an Herzrhythmusstörungen, dann wieder an massiver Übersäuerung des Magens. Mein Gleichgewicht auf der geistigen und körperlichen Ebene war gestört. Ich stand unter Druck. Druck, den ich mir selbst gemacht habe. Ich war im Alter meines Vaters und kam mit mir nicht zurecht und war sehr traurig. Diese Traurigkeit verstärkte all meine Symptome, im Besonderen die wiederkehrenden Herzrhythmusstörungen. Ich hatte das Gefühl: ich werde nie wieder gesund!

Plötzlich sah ich mich gezwungen, all die Medikamente, die meine Patienten von mir verschrieben bekamen, selbst einzunehmen! Medikamente gegen Magensäureüberschuss, gegen Migräne, gegen Fieber, gegen Schmerzen jeglicher Art. Innerlich verweigerte ich zutiefst diese unterschiedlichen Medikamente zur Symptomunterdrückung einzunehmen. Ich war jedoch gezwungen dazu, denn ich musste „funktionieren“, um meine Arbeit als Kassenarzt, Schularzt und Professor weiterführen zu können.

Lebenskrise und meine persönliche Medikamentisierung

Tatsächlich konnte ich meinem Körper durch die tägliche Einnahme der Medikamente zeitweilige Erleichterung verschaffen. Gleichzeitig verspürte ich aber auch, dass mein Körper durch die Kumulation der Medikamente systematisch vergiftet wurde und ich meine Leiden nur prolongierte! Mir ist damals bewusst geworden, dass meine Beschwerden chronisch werden könnten und ich die Dosierung der Medikamente erhöhen müsste, so wie ich das bei meinen chronisch kranken Patienten erlebte.

Ich habe mir diese Situation nicht einfach gemacht. Die Fragen, die ich mir in diesen Tagen immer wieder gestellt habe: können diese Medikamente, die meine Vitalkapazität reduzieren und die mich blockieren, überhaupt wirken? Kann es denn auf diese Weise, trotz meiner Ablehnung gegenüber der Einnahme, Heilung geben?

Selbstverständlich habe ich Kollegen aufgesucht, mich untersuchen lassen- nur- die Antworten der Kollegen waren immer die gleichen: „Du arbeitest zu viel, du bist erschöpft“. Das stimmte, aber diese Aussagen brachten mich einer Lösung meiner Situation nicht näher. Ich habe zu fragen aufgehört, habe zur Kenntnis genommen, was ich von den Ärzten als Patient erfahren habe. Ich habe meinen Beruf, von dem ich glaubte, dass er meine Berufung war, in dieser Form in Frage gestellt. Das war nicht die Art von Medizin, die mir vorschwebte. Ich wollte die Menschen heilen, natürlich auch mich selbst. Mit der symptomatischen Medikamentisierung konnte ich mich einfach nicht abfinden. Ich befand mich in einer sehr unbefriedigenden Situation.

Ich habe weiterhin mit Freude meine Patienten behandelt, habe Diagnosen gestellt und die Menschen mit akuten Erkrankungen therapiert.

Bei der Umsetzung der wiederkehrenden medikamentösen Behandlungen kamen mir mehr und mehr Zweifel. Es war und ist diese Art von Medikamentisierung, die aus Patienten chronische Patienten macht. Von Fachärzten und Ambulanzen verordnete Dauermedikationen, die ich, zumeist kollegial unwidersprochen, meinen Patienten täglich weiter zu verschreiben hatte! Das war nicht meine Vorstellung von Heilung! Meine Aufgabe als Arzt sah ich immer darin, den Menschen einerseits die Beschwerden und körperlichen Leiden zu lindern, andererseits sie von ihren Sorgen und Ängsten zu befreien. Die ärztliche Tätigkeit war und ist mein Leben!

Wendepunkt und Rückbesinnung auf die innere Stimme

Es war ein Spiel, ein gefährliches Spiel. Es war ein Spiel, das ich niemals gewinnen würde. Ich befand mich schwer unter Druck und fühlte mich disloziert. Meine Aktivitäten waren eingeschränkt, es kehrte jedoch keine Ruhe in mir ein. Es war mir nicht möglich, zu mir zu finden. Diese Zeit war wie Ebbe und Flut: Ich musste ja funktionieren. Ich habe gespürt, dass ich so nicht weiter machen konnte, denn ich war mir- auch als Arzt- nicht mehr treu. Ich beleidigte mich mit blockierenden Substanzen. Mein Lebensinhalt war nicht der, den ich mir vorgestellt hatte. Ich konnte damals über diese Dinge, die mich fortan beschäftigten, mit niemanden sprechen. Ich wurde von meinen Kollegen nicht verstanden. Meinem Leben als praktizierender Arzt konnte ich in dieser Form nicht viel Sinn abgewinnen.

Und es war mir damals schon bewusst: aus diesem Chaos werde ich wieder zur Ordnung finden! Ich wusste, dass diese Ordnung den geistigen Gesetzen gehorchte. Es war mir klar, dass nur ich selbst etwas an meiner unbefriedigenden Situation ändern kann. Langsam wurde für mich der Weg, den ich zu gehen hatte, obgleich noch im Nebel liegend, ein bisschen klarer erkennbar. Ein Weg gegen alle Anfeindungen der Schulmediziner.

Aber wie kommt man zu diesen geistigen Gesetzen und wie wendet man sie an? So habe ich mir damals immer wieder dieselbe Frage gestellt: was kann ich mir selbst geben, wie kann ich mir selbst helfen? Was brauche ich für mich selbst? Brauche ich überhaupt etwas? Selbstverständlich braucht jeder Mensch etwas: die Liebe zu sich selbst!

Mit Unterstützung ist es möglich, die Energie und die Kraft aufzubringen, Veränderungen in seinem Leben zu bewirken und dadurch Schritt für Schritt bei sich selbst anzukommen.

Durch die ständige Arbeit an mir selbst bin ich heute in der Lage, mein Wohlbefinden immer wieder zurück zu erlangen. Es ist mir damals gelungen, sowohl eine grundlegende Änderung in der Arbeitsweise als Arzt zu erreichen als auch meinen Gesundheitszustand wiederherzustellen.

„Wie es auch sei, das Leben. Es ist gut“

J.W. v. Goethe

Ich möchte den holistischen Weg, den ich wiederholt aus Krisen gegangen bin, aufzeigen.

Begleiten Sie mich ein Stück meines Weges …

Zuvor aber möchte ich einen kurzen Überblick über die Medizin im Allgemeinen- so wie sie sich mir heutzutage darstellt- und dem Menschen im Besonderen geben.

1. Die Wahrheit in der Medizin

Die Wahrheit in der Medizin ist ein Ziel, das man nicht erreichen kann. Und alles, was in den Büchern steht, ist viel weniger wert als die Erfahrung eines Arztes, der denkt und überlegt schrieb schon der Gelehrte Rhazes.

Der Mensch ist ein Teil der Natur. Er besteht aus Leib und Seele, doch das Ganze ist immer mehr als die Summe der Teile.

Bereits die altarabischen Ärzte haben eine bedeutende Rolle im Verständnis von Gesundheit und Krankheit gespielt. Für den Arzt, dem „Hakim" war das Ziel der Behandlung der ganze Mensch. Die arabische Medizin kannte keine Trennung zwischen Organmedizin und „Seelenmedizin", wie das in der westlichen Medizin weitgehend Standard ist. Es wurden bereits damals die Energieflüsse im Körper erkannt und festgestellt, dass alles auf der Welt aus Schwingungen besteht.

Der „gute, alte Hausarzt" war mehr oder weniger freiwillig ganzheitlich orientiert. Er kannte die gesamte Familie, die Lebensumstände, Gewohnheiten und das soziale Umfeld und er war der erste oder auch einzige Ansprechpartner im Krankheitsfall. Er war in der Behandlung der Menschen zumeist auf sich gestellt und die Patienten mussten dem Hausarzt „assistieren" und waren dadurch auch in die Behandlung miteinbezogen.

Das derzeitige medizinische System befindet sich in einer Zergliederung und Spezialisierung in einzelne Fachgebiete. Der Patient ist ein Teil dieser Zergliederung geworden.

Das medizinische Leistungssystem

Der leidende Mensch sollte bei uns Ärzten, eingedenk der ärztlichen Ethik und unserer Berufung als Ärzte, den höchsten Stellenwert innehaben. Der Anspruch an die eigene Ethik sollte die Ärzte in die Lage versetzen, Zeit, Einfühlungsvermögen und Intuition für den einzelnen Hilfesuchenden aufzubringen, um mit sorgsam gewählten Worten dessen Vertrauen in die ärztlichen Fähigkeiten erlangen zu können. Durch das Erzeugen von positiven Erwartungen kann die volle Zustimmung für das ärztliche Handeln erreicht und die Mitarbeit angeregt werden.

Zuallererst sollte jeder Arzt versuchen, eine natürliche Heilung anzustreben. Damit wird der Patient an den Punkt geführt, wo es ihm möglich wird, mitzuhelfen, sich selbst zu heilen. Dafür braucht jeder Mensch seine individuelle Zeitspanne.

Selbstverständlich ist es im vorherrschenden medizinischen Leistungssystem schwierig, Zeit für Zuwendung zu finden, um die Patienten bei ihrer Heilung zu unterstützen. Es ist andererseits aber auch nicht legitim, Hilfesuchende aus Zeitmangel mit unzähligen

Pillen zu „Pharmamenschen“ zu degradieren und sie zu blockieren. Ziel sollte die volle Gesundung sein.

Leider sieht die Realität sowohl im intra- wie im extramuralen Bereich ganz anders aus: während die Menschheit in früheren Epochen an verheerenden Seuchen zugrunde ging, tut sie dies heutzutage an den Auswüchsen einer unkontrollierten und fehlgesteuerten, weil ausschließlich auf Gewinnmaximierung ausgerichteten Pharmaindustrie. In den Krankenhäusern, Ordinationen und Apotheken werden kaum mehr überschaubare Mengen von Medikamenten „State of the Art“ abgegeben. (Der Begriff bezeichnet in der Medizin den höchsten anzunehmenden Entwicklungsstand einer bestimmten Forschungsmethode oder Behandlungsweise, vorgeschrieben bei anzuwendenden Operationstechniken und medikamentösen Therapien). Unzählige medizinische Studien, die zumeist von Pharmafirmen in Auftrag gegeben werden, so wie die daraus resultierende Studiengläubigkeit, tragen dazu bei, dass bestimmte Medikationen in Dosis und Kombinationen allen Patienten als „State of the Art“ zu verordnen sind.

Schwere Infektionskrankheiten wurden durch die Geißeln der Wohlstandsgesellschaft abgelöst: „dem Blutdruck“ und „dem Cholesterin“ gilt jetzt der „Kampf“ der pharmazeutischen Industrie.

Ob „Nicht-Krankheiten“ zu „Volkskrankheiten“ erklärt werden entscheidet ebenso maßgeblich die Pharmaindustrie.

Das 20. und 21. Jahrhundert versteht sich als das Zeitalter der modernen Intensiv- und Notfallmedizin. Die Erweiterung von

Diagnoseverfahren in der Labormedizin, bei EEG und EKG, bei Röntgen- und Ultraschalluntersuchungen, die Errungenschaft der Computertomographie und Magnetresonanztomographie, sowie die Erforschung und Entdeckung von Antibiotika und tief in den Organismus eingreifender Pharmazeutika haben enorme Fortschritte ermöglicht. Viele der spektakulären Neuerungen, wie zum Beispiel die Mikro- oder Transplantationschirurgie kommen nur einer kleineren Gruppe von Patienten zu Gute. Diese technologischen Weiterentwicklungen der konventionellen Medizin helfen den Menschen aber nicht immer gesünder zu werden, sondern sie überstehen länger schwere und schwerste Erkrankungen. Die Zeitspanne zwischen der Erkrankung und dem Ableben wird ausgedehnt.

Der Internist Arthur Jores stellte dazu bereits 1961 fest, dass die Medizin in vielen Fällen das Sterben verhindert, aber nicht gesund macht, sondern nur einen Zustand chronischen Leidens erzeugt.

Durch die Überspezialisierung der Medizin ist den meisten Schulmedizinern leider der Überblick verloren gegangen. Je spezialisierter und reglementierter die Medizin heute agiert, desto weniger Zugang haben die Ärzte zum gesamten Menschen. Es gibt nur mehr wenige Sparten in der Medizin- obwohl sie ebenso nach genauen Richtlinien zu arbeiten haben- welche den Menschen in seiner Ganzheit betrachten und noch persönlichen Bezug zu den Patienten herstellen können: das ist der Allgemeinmediziner und der, von der Schulmedizin nicht anerkannte, Ganzheitsmediziner. Alle anderen

Fächer sind zunehmend spezialisiert. So spezialisiert, dass bereits Fachärzte für nur **eine** Krankheit existieren!

Gleichsam muss ich auf der anderen Seite auch die Patienten in die Pflicht nehmen. Die Anforderungen der Patienten an das Gesundheitssystem und an die behandelnden Ärzte im Besonderen, sind grenzenlos. Die Forderung, dass Medizin für jeden zu jeder Zeit und überall konsumierbar zu sein hat, ist kaum mehr erfüllbar. Der heutige Patient ist hauptsächlich Konsument geworden. Die Ärzte und der medizinische Apparat sind für den Patienten schlecht bezahlte Handwerker, die ihn wieder gesund machen sollten. Der Patient bezahlt mittels e-card und fordert vom Arzt unvermittelt die entsprechende Leistung ein und macht sich gerade durch dieses Verhalten selbst zu einer Nummer im Gesundheitssystem.

Heilung ist aber ein komplexer Prozess, der viel mit Vertrauen, Veränderung und Wertschätzung zu tun hat.

Grundlagen der Patienten-Arzt Beziehung

Die harmonische Beziehung zwischen Arzt und Patient ist die Voraussetzung für das gegenseitige Verständnis. Solange der Patient den Arzt und der Arzt den Patienten nicht versteht, entsteht zwischen beiden eine massive Irritation. Diese Irritation führt dazu, dass der Patient nicht gesund und der Arzt mit seinem Beruf nicht zufrieden und glücklich sein wird.

Schon 1915 führte Sigmund Freud in seiner ersten Vorlesung zur „Einführung in die Psychoanalyse" an die Adresse seiner Zuhörer aus:

„Sie sind darin geschult worden, die Funktionen des Organismus und ihre Störungen anatomisch zu begründen, chemisch und physikalisch zu erklären und biologisch zu erfassen, aber kein Anteil Ihres Interesses ist auf das psychische Leben gelenkt worden, in dem doch die Leistung dieses wunderbar komplizierten Organismus gipfelt. Darum ist Ihnen eine psychologische Denkweise fremd geblieben, und Sie haben sich gewöhnt, eine solche mißtrauisch zu betrachten, ihr den Charakter der Wissenschaftlichkeit abzusprechen und sie den Laien, Dichtern, Naturphilosophen und Mystikern zu überlassen. Diese Einschränkung ist gewiß ein Schaden für Ihre ärztliche Tätigkeit, denn der Kranke wird Ihnen, wie es bei allen menschlichen Beziehungen Regel ist, zunächst seine seelische Fassade entgegenbringen, und ich fürchte, Sie werden zur Strafe genötigt sein, einen Anteil des therapeutischen Einflusses, den Sie anstreben, den von Ihnen so verachteten Laienärzten, Naturheilkünstlern und Mystikern zu überlassen." (Freud,1969, S. 45)

Jeder Arzt sollte in der Lage sein mit seinen Patienten gut zu kommunizieren. Ich vermisse in der heutigen medizinischen Landschaft den passenden Umgang mit den Patienten, sowohl vom medizinischen Personal, als auch von den Ärzten. Die Anforderungen an die Ärzteschaft sind sehr hoch. Oft ist das Fundament, auf dem Ärzte stehen, sehr dünn, denn sie sind sich selbst fremd. Solange der richtige Umgang mit sich selbst nicht gepflegt wird, solange ist auch der Umgang mit dem Patienten gestört. Für chronisch kranke Menschen, die ohne persönliche Führung im medizinischen Labyrinth eingetaucht sind, bedeutet diese Situation, in der sich die Medizin heute befindet, dass sie sehr oft nur als beliebiges Individuum oder als „Gegenstand" wahrgenommen werden, sich angepasst und devot zu verhalten haben, damit sie im bestehenden System weiter existieren können. Kein Wunder, dass gerade diese Personen Zuwendung und Empathie bei Nichtärzten und Laien in der Alternativmedizin suchen!

Vorsorgemedizin und Diagnose als Krankheit

In den vielen Jahren meiner Tätigkeit in der Allgemeinpraxis habe ich ein besonderes Augenmerk auf die Vorsorgeuntersuchungen gelegt und mitgeholfen, diese Untersuchungen einer breiten Bevölkerungsschichte näher zu bringen. Es war eine Neuerung im Gesundheitswesen und gerade ein Anreiz für Personen, die nie einen Arzt aufgesucht hätten. Die Menschen wurden zu einer Gesundenuntersuchung „eingeladen“. In den Anfangsjahren war dieses Vorsorgeangebot auch ein voller Erfolg. Die Probanden wurden untersucht und über etwaige Risikofaktoren aufgeklärt. Da es sich bei diesen Untersuchungen um Momentaufnahmen des Gesundheitszustandes eines Menschen handelt, wurden die Personen nach Beratung und Aufklärung über eine notwendige Lebensstiländerung zu weiteren Kontrolluntersuchungen eingeladen.

Im Laufe der Jahre hat sich die Vorgangsweise geändert. Was ist in diesen Jahren geschehen? Durch immer neuere und genauere Gerätschaften, verbesserte Untersuchungsmethoden, sowie ständig nach unten korrigierten Grenzwerten bei Laborwerten und Blutdruck sind die Diagnosen von Diabetes, Cholesterin, Bluthochdruck oder Osteoporose explodiert. Denn die „State of the Art“ Medizin erlaubte es nicht mehr, Personen, deren Befunde nicht den sogenannten „Richtwerten“ oder willkürlich festgelegten Normen entsprachen, nur mit einem Gespräch über Lebensstiländerung zu begleiten und/ oder Verlaufskontrollen durchzuführen.

Als Allgemeinmediziner sah man sich bei grenzwertigen oder auffälligen Blutbefunden sowie bei erhöhten Blutdruckwerten zunehmend dazu angehalten, Alarm zu schlagen und jene Personen, die vormals als Probanden ohne Krankheitssymptome in die Ordination gekommen waren, als „neue Patienten“ zu behandeln oder an Fachärzte weiter zu überweisen. Dadurch wurden Menschen ohne Symptome zu chronischen Patienten „gemacht“, die ab der Untersuchung oftmals wegen Krankheiten behandelt wurden und werden, die sie nie beeinträchtigt hätten.

Leider sehe ich die vorschnelle Medikamentisierung der Probanden, die einen Großteil zu vermeintlich chronischen Patienten macht, als großes Problem. Plötzlich finden sich diese Personen in der Gesundheitsmaschinerie wieder, aus der sie nur mehr schwer aus eigener Kraft entfliehen können.

Oft reicht es nämlich, den Probanden die Vorzüge einer Lebensstiländerung näher zu bringen. Allein das Verständnis und der Wille des Probanden entscheidet über Erfolg oder Misserfolg.

Die Gesundenuntersuchung bleibt trotz aller Einwände eine Erfolgsgeschichte. Jedoch ist und bleibt die Kommunikation zwischen Probanden und Arzt der wichtigste Faktor des Erfolges.

„Auch gar nichts zu verschreiben ist zuweilen eine

vortreffliche Medizin“

Hippokrates

2. Der Arzt als Arznei

In meinen Augen ist es die Aufgabe des Arztes, Menschen zu heilen. Es obliegt ihm, Menschen glücklich zu machen, indem er ihnen Wege eröffnet, auf welchen sie zu innerer Ausgeglichenheit und Zufriedenheit gelangen können. Der Patient kann niemals zu sich finden, wenn der Arzt ihm den Weg nicht weist. Er bleibt mit seinem Körper immer „per Sie", solange der Arzt ihm nicht unmissverständlich nahebringt, wie er als Mensch funktioniert. Zufriedensein lernen kann jeder Mensch nur aus sich selbst, aus eigenen Stücken, und nur dann, wenn er sich und seinen Körper verstehen lernt und keine Ängste mehr hat. Ein unaufgeklärter Patient hat Ängste. Je besser die Kommunikation und das Verständnis Arzt/Patient sind, umso weniger Ängste hat der Patient.

Die Kunst des Arztes

Der Arzt selbst ist die Arznei! Der Arzt kann demgemäß als wohltuende Arznei, als Gift oder als Heilung wirken. Daher habe ich für mich selbst jenen Gedanken kreiert, mit dem ich als Arzt völlig konform gehe: „Der Arzt als Arznei übt die Kunst des Heilens!" Auf den Patienten bezogen bedeutet es, dass ich als Arzt meinen Patienten und seine Probleme verstehen und ihm seine Situation so klar und unmissverständlich interpretieren und formulieren sollte, dass auch er mich verstehen kann. Nur so wird der Patient selbst in der Lage sein, sich zu heilen.

Die Kunst des Arztes ist es, dem Patienten die Fähigkeit des Erkennens mit auf dem Weg zu geben, um mittels Selbstreflexion von seiner Angst weg hin zur inneren und äußeren Harmonie zu gelangen. (Unter innerer Harmonie verstehe ich den Einklang zwischen den Organen, Hormonen und Körpersäften. Die äußere Harmonie ist abhängig von der inneren Harmonie, begleitet von den äußeren Umständen). Für mich ist es von größter Bedeutung, von größter Wichtigkeit und von größtem Interesse, in der Lage zu sein, den Patienten dorthin zu führen, wo er sich selbst verstehen kann, und er selbst erkennt, dass sein Körper ihm lediglich das vermittelt, was sich in seinem Kopf abspielt.

Im Detail bedeutet das: Probleme, Symptome, Signale und Botschaften, die uns immer wieder aufs Neue begegnen, haben einen direkten Konnex zu unserem Gehirn. Der Körper antwortet auf die Impulse, die im Geist und in der Seele entstehen.

Durch das Ausklammern von Seele und Geist bei der Behandlung werden den Patienten oft Verletzungen und Leid zugefügt, sie werden ohne ausreichende Kommunikation vielleicht repariert, nicht aber geheilt.

Genau hier beginnt die oft verzweifelte Suche der kranken Menschen nach Zuwendung und Hilfe. Sie tauchen in der Folge in die Alternativmedizinszene ein und erhoffen sich mit allen Mitteln Heilung.

Die Harmonie der Organsysteme

Für mich liegt das Besondere am Menschen nicht in den Details seines Körperbaus, sondern in der funktionellen Harmonie seiner gesamten Organsysteme, die sich in einer untrennbaren wechselseitigen Abhängigkeit befinden und den reibungslosen Ablauf aller Lebensvorgänge gewährleisten. Diese funktionelle Einheit aus Zellen, Nerven, Kapillaren und der Gewebsflüssigkeit, die nach ihrem Erforscher Pischinger „vegetatives Grundsystem" genannt wird, stellt das Reizleitungssystem für die Informationen des Organismus dar. Daher steht jede Zelle des Körpers direkt und indirekt mit jeder anderen gesunden Zelle in Verbindung. Nur reizgeschädigte Zellen, also kranke Zellen, sind in diesem Gesamtinformationssystem ausgeschaltet. Sie bilden folglich eine Blockade in der funktionellen Einheit und schränken damit die Organtätigkeit ein. Diese Einschränkung bedeutet für uns in diesem Moment eine leichte bis schwere Erkrankung. Der Energiefluss ist blockiert.

Die innere Einheit, also die intakte Organisation und die funktionierende Regulation ist die Grundlage eines jeden gesunden Organismus. Was bedeutet das für uns Menschen? Belastungen, denen wir durch Stress, Frustrationen, Überforderungen, unstillbaren Sehnsüchten, Beziehungsstörungen oder durch die heutige Arbeitsmarktsituation und vieles mehr ausgesetzt sind, bringen es mit sich, dass das Immunsystem jedes einzelnen Menschen sehr stark überfordert ist. Durch diese Überlastung des Immunsystems kommt es zur Störung des Allgemeinbefindens. Wenn diese Störungen nicht reguliert werden, führen sie in der Folge zu einer chronischen Überlastung, und der Mensch wird krank. Eine gewisse Zeit ist der Organismus in der Lage, fehlgeleitete oder gehemmte Reaktionen auszugleichen. Schädliche Reize, die das komplizierte Regulationssystem nicht mehr ausleiten kann, führen letztendlich zur Blockierung ganzer Regelsysteme des Organismus und verursachen so eine Störung der Gewebs- und Organfunktion.

Der Stillstand im System breitet sich aus, die Krankheit wird prolongiert, und die Heilung wird auf „die lange Bank“ geschoben oder sogar gänzlich verhindert.

Diese Systemblockaden ausschließlich mit „blockierenden“ Substanzen zu behandeln ist kontraproduktiv. Warum? Im System besteht bereits eine Dysfunktion, folglich entstehen noch mehr Blockaden und Schädigungen. Es folgen weitere Entgleisungen, und im Laufe der Zeit manifestieren sich diese Störungen im gesamten Organismus.

Das Immunsystem

Zurück zum Immunsystem. Seelische Belastungen können das Immunsystem beeinträchtigen. Halten wir uns dabei noch einmal die Anforderungen der heutigen Zeit vor Augen und stellen die Frage: Warum wird unsere Psyche irritiert? Und was sind die Folgen für unser Immunsystem? Veränderungen im zwischenmenschlichen Bereich, Überforderungen, Verluste, Einsamkeit, Ängste und das Infragestellen der Sinnhaftigkeit des Daseins irritieren unsere Psyche. Dadurch wird die Abwehrkraft gegenüber den Erregern und den Tumorzellen entscheidend vermindert. Wenn diese Belastungen durch Stress nicht beseitigt werden und anhalten, ergeben sich daraus erhöhte Krankheitsrisiken.

Immunsystem und Antibiotika

Antibiotika sind eine enorme Errungenschaft der Medizin. Wir leben heute in einer Zeit, in der die Zahl der, gegen Antibiotika resistenten Krankheitserreger enorm zugenommen hat. Warum? Antibiotika, die bei entsprechenden Erkrankungen eingenommen werden müssen, haben ausreichend lange eingenommen zu werden! In dem Moment, wo Antibiotika kurzfristig oder in zu geringer Dosierung eingenommen werden, wird der Körper in die verheerende Lage versetzt, dass die Bakterien überhandnehmen und den Körper beherrschen.

Das heißt, der Spiegel der Antibiotika liegt unter dem, gegen die Bakterien wirksamen, Spiegel. Die Bakterien beginnen sich zu vermehren und es entstehen Mutationsformen. Mutierte Bakterien sind gefährliche Bakterien. Diese Mutationen bewirken letzten Endes Resistenzen, die schwer beherrschbar sind.

Auf der anderen Seite ist der Druck der Patienten auf die Ärzteschaft enorm. In den Augen der Patienten ist ein guter Arzt nur jener Arzt, der bei einem einfachen Schnupfen oder grippalen Infekt unverzüglich Antibiotika verordnet! Sie sollten ihrem Arzt vertrauen! Er weiß, ab wann es medizinisch indiziert ist, Ihnen Antibiotika zu verordnen.

Immunsystem und Krebsbehandlung

Die Rolle des Immunsystems in der Behandlung von Tumoren wurde zu lange ignoriert. Dem immunologischen Therapieansatz kommt meines Erachtens, speziell bei der Krebsbehandlung in Zukunft die größte Bedeutung zu.

Es war schon lange bekannt, dass Immunzellen wirksam gegen Krebs schützen. Viele Immunzellen sind am Kampf gegen Krebs beteiligt. Das Immunsystem arbeitet auch hier effizient im Hintergrund. Natürliche Killerzellen und T-Zellen überwachen den Organismus. Ein zentraler Ansatzpunkt in der Immunonkologie sind die Kontrollpunkte des Immunsystems, die sich auf den T-Zellen befinden, die sogenannten „Checkpoints“. Bei manchen Tumoren ist das Immunsystem jedoch machtlos, da die Krebszellen mutieren und für die Immunzellen unsichtbar sind. Ziel neuer Therapien ist es, diese Zellen für das Immunsystem sichtbar zu machen. Ebenso sind Krebszellen in der Lage, das Immunsystem aktiv abzuschalten, indem der Tumor Botenstoffe ausscheidet, die die Aktivierung der Immunzellen hemmen. Die entarteten Zellen machen sich dabei zu Nutze, dass es unterschiedliche Arten von T-Zellen gibt. Die einen produzieren Substanzen, die den Tumor zum Absterben bringen, die anderen schalten die Immunreaktion ab, um den Körper vor einer Autoimmunerkrankung zu schützen. Krebszellen kann es jedoch gelingen, sich diesen Mechanismus zunutze zu machen, um sich zu tarnen. Hier greifen Checkpoint-Inhibitoren, sie lösen die krebsbedingte Blockade wieder auf und stimulieren das Immunsystem, um Tumorzellen zu erkennen und zu vernichten.

Ziel aller neuen Therapieansätze besteht in der Immuntherapie durch Antikörper, die gezielt gegen die Fähigkeit des Tumors, das Immunsystem in seiner Umgebung zu unterdrücken und dadurch den Tumor unkontrolliert wachsen zu lassen, gerichtet sind.

Für mich stellt die herkömmliche Chemotherapie mit der gleichzeitigen Zerstörung des Immunsystems eine verheerende Kombination dar: es wird der „Gast“ (die Erkrankung) unterstützt und durch die Therapie „gekräftigt“, indem der „Gastgeber“ (der Patient) durch die Zytostatika- Behandlung und der einhergehenden Nebenwirkungen nachhaltig geschwächt wird.

Die Therapien, die Krebspatienten erhalten, haben unter Umständen die völlige Ausschaltung des Immunsystems zur Folge. Wir beobachten ja immer wieder: wenn die weißen Blutkörperchen durch die Chemotherapie nicht mehr vorhanden sind, bedeutet das, dass das gesamte Immunsystem geschwächt bis ausgelöscht worden ist.

Der Patient ist mit den verschiedensten Giften belastet, sie befinden sich nicht nur in den betroffenen Zellen, sie befinden sich im gesamten Organismus. Auf Grund der Schwächung des „Gastgebers“ ist dieser nicht mehr in der Lage, diese überschüssigen Gifte durch die Organe Leber und Nieren auszuscheiden. Daher kann sich der Betroffene in weiterer Folge nicht mehr von sich aus regulieren. Strahlentherapien und Chemotherapien, die gegen einen Tumor eingesetzt werden zeitigen in der Folge für den betroffenen Menschen die massivsten Irritationen und Probleme. Die nach solchen Therapien eingesetzte medikamentöse Stoßtherapie zur Erhöhung der Leukozytenzahl ist bei einem generell geschwächten Organismus oft nicht wirksam.

Man kann von einem Patienten, der ohne funktionierendem Immunsystem lebt, nicht erwarten, dass er sich anschließend selbst regulieren kann. Er findet nicht zu sich, er findet nicht zu seinem Körper, er kann sich nicht mehr erholen. Primär hat man den Tumor bekämpft und bewältigt, zugleich aber steht hier ein zerstörter Mensch: ohne lebensnotwendigem Immunsystem, jedoch mit gebrochener Psyche. Früher oder später treten dann Metastasen auf oder es ergibt sich das bekannte Erscheinungsbild: der Krebs bricht erneut aus. Es ist tatsächlich erstaunlich wie viele Menschen, trotz Zerstörung ihres Immunsystems durch die herkömmliche Chemotherapie und Strahlentherapie, überleben!

Für mich als Arzt bedeutet das, dass wir bei einem Patienten, der kein Immunsystem mehr besitzt, keine Heilung bewirken können, solange wir das Immunsystem nicht wiederaufbauen und zu stärken beginnen.

Das heißt aber gleichzeitig auch, dass die schädigenden Noxen, die ein Patient durch die Krebstherapie verabreicht bekommt, ausgeleitet werden müssen. Ziel ist es, den Patienten in einen Zustand versetzen zu können, in dem er die Fähigkeit erlangt, seinen Organismus zu entgiften. Dafür hat die Schulmedizin noch kein Rezept.

So ist es nur zu verständlich, dass Menschen, die sich nach den unterschiedlichsten Behandlungen in einem körperlichen und psychisch geschwächten Zustand befinden, Hoffnung, Kraft und Zuwendung bei Methoden, die außerhalb der Schulmedizin stehen, suchen und finden. Die Stabilisierung der Psyche und die Wertschätzung als Person bringen in den meisten Fällen Erleichterung der Beschwerden und geben diesen Menschen Kraft und Energie, sich wieder von den Strapazen einer Tumortherapie erholen zu können. Die behandelnden Schulmediziner und Onkologen sollten endlich diese Situation als Tatsache zur Kenntnis nehmen und die Patienten nicht ständig durch Ablehnung aller, außerhalb der Schulmedizin stehenden Methoden, in die Heimlichtuerei verbannen! Die Verlängerung eines lebenswerten Lebens ist in jedem Fall das Ziel!

Der „Pharmamensch"

Die Ärzte absolvieren umfassende schulmedizinische Ausbildungen und kennen jene Bereiche der Schulmedizin, in denen sie die besten Erfolge vorzuweisen haben. In der Intensivmedizin, bei der Behandlung Unfallverletzter, bei operativen Eingriffen mit entsprechender Anästhesie, in der Kardiologie, Frauenheilkunde, der Chirurgie oder in der akutmedizinischen Versorgung. Der medizinischen Forschung gelang es im Zeitalter der Impfungen und der chemisch hergestellten Arzneimittel, die großen lebensbedrohenden Seuchen, von welchen die Menschheit Jahrtausende lang heimgesucht wurde, zu beherrschen.

In der heutigen, schnell lebigen Zeit existiert ein anderer, schwerwiegender Krankheitsfaktor: Die unkontrollierte Medikamenteneinnahme oder der „Pharmamensch". Um Schmerzen zu vertreiben und um vorübergehende Aktivität und Vitalität zurückzuerhalten oder vorzutäuschen, ist für viele Menschen der Griff zur Tablette eine Art Reflexbewegung geworden.

Wenn diese Patienten zum Arzt gehen, erwarten sie sich durch Verordnung von Heilmittel umgehend eine Verbesserung ihres Zustandes. Der Arzt sollte eine „Spritze geben" oder zumindest Medikamente verschreiben. Verweigert ein Arzt ein Rezept (der Ruf des Patienten nach Antibiotika), da aus ärztlicher Sicht kein Grund für eine Verschreibung vorliegt oder fordert der Arzt die Patienten möglicherweise sogar zur Mitarbeit auf, dann zweifeln diese Patienten die Fähigkeiten des Arztes an. Dem Arzt wird das Vertrauen entzogen und es wird zum nächsten Arzt gepilgert. Das Verständnis zur Mitarbeit reicht bei diesen Patienten nicht aus. Die Behandlung von Befindlichkeitsstörungen oder banalen Infekten hat für sie ausschließlich durch Medikamente zu erfolgen. Dass diese Medikamente aber die Gefahr der Gewöhnung und des daraus resultierenden Schadens in sich bergen, wird diesen Patienten unverständlich bleiben. Bei Akuterkrankungen ist eine ausreichende Therapie notwendig. Durch die „State of the Art“ Therapie werden ohnehin bei den geringsten Unpässlichkeiten eine Fülle von Medikamentenkombinationen automatisiert verordnet. Bei einem verspannten Muskel erhält JEDER Patient eine Kombination aus nicht Opioid-Analgetika, Muskelrelaxantien und dazu einen Protonenpumpenhemmer! Unterdrückende Medikamente können aber auf Dauer niemals regulieren, sondern nur blockieren, „bekämpfen“ oder verschleiern.

Jahrelange Dysregulationen, ob sie einerseits durch einen Störherd oder anderseits durch Medikamente wie Psychopharmaka, Cortison, Antibiotika, Protonenpumpenhemmer, Analgetika, Hochdruckmittel u.v.m. hervorgerufen werden, sind weitere Faktoren, die zu Regulationsblockaden des Organismus führen können. Diese können ihrerseits krank machen und in weiterer Folge dafür verantwortlich sein, dass Menschen zu chronisch kranken Patienten werden.

Nicht selten kommt es dann in der Folge in der Praxis zu den sogenannten „austherapierten Fällen“. Wie bei einem

Schneeballsystem werden bei diesen Patienten die einzelnen Organe geschädigt. Durch die regelmäßigen antibiotischen, antiinflammatorischen oder antirheumatischen Behandlungen, den Blockern und Hemmern „gegen Hochdruck, gegen Blutzucker, gegen Magensäure, gegen Harnsäure, gegen Schmerzen" in ihren Organfunktionen völlig eingeschränkt.

Bei chronisch Kranken versagt die Medizin. Im Gegenteil: häufig werden diesen Patienten gerade durch die massive allopathische Behandlung die Unterdrückung der Organe zuteil und somit weiter Schaden zugefügt. Die Medizin wird zur Reparaturmedizin.

Meine Aufgabe als Ganzheitsmediziner sehe ich darin, die Störherde als Regulationsblockaden im Körper zu erkennen. Solange man nämlich die tatsächliche Erkrankungsursache fortbestehen lässt, sind alle Heilmethoden nur ein Tropfen auf dem heißen Stein! Die tägliche Praxis bestätigt mir fortwährend, dass eine Symptombehandlung lediglich eine Unterdrückung, Verschiebung und Täuschung für den Organismus darstellt.

Nicht zuletzt durch den hohen Leistungsanspruch der heutigen Zeit, durch falsche Ernährung und zunehmende Rücksichtnahme auf seelische und geistige Bedürfnisse wurde das Verhältnis zwischen akuten und chronischen Erkrankungen genau umgekehrt. Beinahe drei Viertel aller Patienten sind, auch durch die höhere Lebenserwartung, chronisch krank. Akute Erkrankungen laufen oft verzögert und schleichend ab, um alsbald in ein chronisches Stadium überzugehen.

Die Medikamentisierung der Menschen

„In der Medizin verhält es sich mit der Medikamentengabe so wie in der Kulinarik mit der Salzbeigabe: Nicht das Salz ist schuld am versalzenen Gericht, sondern die Person, die das Salz zugefügt hat"

Lebende Strukturen weisen immer eine hohe Komplexität auf und verfügen über mehrere, netzförmig angelegte Kommunikationssysteme. Wenn daher Menschen mehrere Medikamente gleichzeitig gegen mehrere bestehende Leiden einnehmen, so führt das unweigerlich dazu, dass diese Medikamente gegeneinander zu arbeiten beginnen. Durch die Einnahme einer Vielzahl von Tabletten entstehen Blockaden im Körper. Daher kann ich mir nicht vorstellen, dass sich Synergien oder wechselseitige positive Wirkungen der Substanzen entwickeln können. Die Folge: Wenn mehrere Substanzen beteiligt sind kann im Körper kein Fließgleichgewicht mehr existieren. Jedes zugeführte Medikament besitzt Wirkstoffe, die im Körper etwas regulieren sollten. Dem gegenüber besitzt aber jedes Medikament auch Substanzen, die Nebenwirkungen erzeugen können und dadurch wiederum blockieren. Alles zusammen bewirkt eine massive und komplizierte Konstellation im Körper. Diese Medikamentisierung verändert unseren Organismus nachhaltig und macht uns letztendlich chronisch abhängig und somit chronisch krank.

Anders bei akuten Erkrankungen, die ein Einschreiten des Arztes bedürfen. Wurde der Patient durch den Arzt genau aufgeklärt, werden dem Patienten die Ängste genommen und die Compliance ist groß. Solange ein Mensch Zugang zu seinen Gefühlen und Bedürfnissen hat, spürt er seinen Körper. Sein Körper gibt ihm daher auch zu verstehen, ob das jeweilige Medikament für ihn passt oder nicht, und ob er mit den einzunehmenden Medikamenten einverstanden ist. Lehnt der Patient die Einnahme innerlich ab, kann eine positive Wirkung des Medikaments im Körper nur erschwert stattfinden.

Hat er das Glück, dass mit dem behandelnden Arzt ein gutes Einvernehmen besteht und er in der Lage ist, mit dem Arzt über mögliche Kontraindikationen und Unverträglichkeiten zu sprechen, kann das Medikament abgesetzt oder durch ein anderes, passenderes ersetzt werden. Hat er diese Möglichkeit jedoch nicht, so kann es vorkommen, dass es zu massiven Nebenwirkungen kommt.

Die noch immer vergessene Gendermedizin

Auch wenn die Universitätskliniken bemüht sind, Gendermedizin anzubieten, hinkt die Pharmaindustrie weiterhin hinten nach. Die Medikationstherapie, das „Blockadesystem" mit Tabletten, Salben, Zäpfchen und Lösungen, wie sie uns Ärzten als medizinischer Standard vorgeschrieben wird, bleibt ohne Berücksichtigung von Alter und Geschlecht, Kind oder älteren Menschen. Wenn wir bedenken, dass jeder Mensch in sich eine Einheit bildet, kann ein Mann nie wie eine Frau hinsichtlich der Anforderungen und Bedürfnissen sein, da zwischen den Geschlechtern Unterschiede bestehen. Nur: Die Medikamente und die Dosierung sind die gleichen.

Es ist mir bis heute unverständlich wie es sein kann, dass, ein zum Beispiel 80-jähriger Mann, in vielen Fällen die gleichen Tabletten zur Einnahme verabreicht bekommt wie ein 15-jähriges Mädchen. Das junge Mädchen, das sich im Wachstum befindet und dessen Hormonhaushalt sich grundlegend vom männlichen unterscheidet erhält die gleiche Medikation wie ein Mann, womöglich auch die gleiche Dosierung. Auch ist bekannt, dass beim älteren Menschen Nieren und Leber verlangsamt arbeiten, sodass es zu Kumulationen der Medikamente in den Organen kommt und die Wirkung der Tabletten massiv verstärkt. Das alles ist in höchsten Maßen unglaubwürdig!

Momentaufnahme der Körperfunktionen

Etwas wird immer übersehen: der Mensch stellt keine stabile Einheit dar, die unveränderlich bleibt, sondern diese systemische Einheit des Körpers ändert sich im Laufe des Tages ständig, praktisch in jedem Bruchteil einer Sekunde. Rund um die Uhr agiert das System Mensch nicht gleichförmig. Demzufolge spiegelt sich jede Situation, die dem Menschen begegnet oder die auf ihn einwirkt, als Momentaufnahme im Körper wider: Er nimmt in dem Moment das Ereignis mit seinen Sinnesorganen wahr und reagiert folglich entsprechend dieser Aufnahme. Das bedeutet, dass in der Realität das gesamte System- die Organe, der gesamte Körper, die Seele, der Geist- genau auf die Situation reagieren, der diese Person im Augenblick ausgesetzt ist. Und diese Momentaufnahme reflektiert sich zum Beispiel im variablen Blutdruck.

Die Blutdruckvariable

Bestehen keine Organschäden, bedeutet für mich ein erhöhter Blutdruck ein Signal, das den momentanen Zustand der Person anzeigt. Ob Körper, Geist und Seele eine Einheit bilden, ob man aufgeregt, glücklich oder unglücklich ist. Die Ausschüttung von Stresshormonen beeinflusst den Allgemeinzustand nachhaltig. Bei Angst und Frustrationen bekommt man Herzrasen oder der Blutdruck steigt. In

Wirklichkeit besteht nicht der „hohe“ Blutdruck, der immer unterdrückt werden sollte, sondern es besteht ein stressvariabler Blutdruck. Es existiert für mich daher eine Blutdruckvariable. Das ist eine Variabilität, die anzeigt, ob und wie die Person mit sich im Einklang ist.

Im Stress befindet sich der systolische Blutdruck in einer entsprechenden Höhe. Dieser „Stresswert“ sollte nicht gesenkt werden. Befindet sich eine Person laufend unter Druck, erhält sie früher oder später blutdrucksenkende Medikamente. Der Blutdruck wird unterdrückt. Die Erarbeitung der Probleme hinter diesem Druck wird nicht angedacht.

In dem Moment, wo eine Unterdrückung durch Medikamente stattfindet, wird die betreffende Person der Emotionen und der Gefühle beraubt. Es entsteht nach außen hin eine scheinbare Stabilität mit einem künstlich herbeigeführten Blutdruckwert. Oberflächlich betrachtet erscheint dieser messbare Wert plausibel, tatsächlich jedoch blockieren die, zumeist Kombinationspräparate, den Menschen psychisch und physisch. Es gibt jährlich neu festgelegte Hypertonie-Guidelines, nach denen jeder potentielle Hochdruckpatient zu behandeln vorgegeben ist. Früher wurde einschleichend mit einer Monotherapie begonnen. Heutzutage wird initial eine medikamentöse 2-fach-Kombinationstherapie, bestehend aus einem ACE-Hemmer und einem Kalziumantagonisten oder einer Entwässerung des Körpers durch Diuretika eingesetzt, in der Folge Dreierkombinationen mit Betablockern, weitere Steigerungen mit einer vierten Substanz finden Anwendung. Das bedeutet jedoch immer auch, wie schon die Bezeichnungen der Substanzen aussagen, Hemmung und Blockaden.

Im Klartext bedeutet das: Laut Schulmedizin sollen die Patienten konstante, soll heißen, gleichbleibende und unveränderte Blutdruckwerte haben, was für mich jedoch völlig unrealistisch ist. Am Beispiel Bewegung kann man feststellen: Wenn man ruhig und entspannt im Bett liegt kann der Blutdruckwert nicht gleich hoch sein, wie wenn man einer geistigen Arbeit nachgeht, Sport betreibt oder beim Autofahren im Stau steht. Der Blutdruck wird künstlich unterdrückt. Wir beachten ein Symptom und nicht die Ursache. Es widerspricht der Vernunft, dass diese Anpassung und Regulierung des Blutdruckes dem Menschen und seiner Gesundheit dienen.

Blutdrucksenkung im Alter und ihre Folgen

Nehmen wir ein Beispiel: Einem älteren Herrn wurden von seinem behandelnden Arzt Blutdruck senkende Medikamente verordnet, da er bei diesem Patienten einen erhöhten Blutdruck festgestellt hat. Der Patient „muss" nach den heutigen Richtlinien der medizinischen Gesellschaften einen Blutdruckwert von 120/80 mmHg aufweisen.

Bei diesem älteren Herrn wurde vom Arzt ein Blutdruck von 160/90 mmHg gemessen (der zweite Wert, der diastolische Blutdruck, der gemessen wird, ist der sogenannte Entspannungsdruck, der idealerweise unter 100 liegen sollte).

Der ältere Herr gilt ab dieser Messung als „Hochrisikopatient“. Ob er mit sich im Einklang ist, Sorgen oder die Einsamkeit ihn plagen, wird wahrscheinlich nicht hinterfragt. Er erhält stattdessen Medikamente gegen Blutdruck, höchstwahrscheinlich auch gegen erhöhtes Cholesterin. Somit ist der ältere Herr ein chronischer Patient, der mit der Einnahme einer einzelnen Tablette oder aber einer Kombination von drei oder vier Medikamenten dahingehend verabschiedet wird, dass von der Einnahme dieser Tabletten sein weiteres Leben abhängt. Die Ängste des Patienten steigen, einerseits durch diese Aussage, anderseits durch die Nebenwirkungen der Medikamente. Durch die medikamentöse Manipulation des Blutdruckes werden die Gefühle des Patienten unterdrückt, seine Emotionen und seine Gefühlswelt gehen zugrunde. Der Patient kann nicht mehr agieren und reagieren, wie es in der jeweiligen Situation notwendig und angebracht wäre.

Endlich erreicht der Patient die, vom Arzt eingeforderten Blutdruckwerte von 120/80 mmHg. Die Medikation bewirkt eine Entwässerung im Körper und das Blut wird dicker. Womöglich nimmt dieser Patient zu wenig Flüssigkeit zu sich oder er schwitzt sehr stark. Weitere Risikofaktoren werden aufgebaut.

Der Arzt ist mit den Werten des Patienten sehr zufrieden. Nur: der Patient selbst fühlt sich kraftlos, nicht mehr voll leistungsfähig, leidet unter Schwindel und fühlt sich in seiner Lebensqualität deutlich eingeschränkt- aber, Hauptsache, der Blutdruck passt!

Wie bereits erwähnt hängt die gemessene Höhe des Drucks in den Blutgefäßen vom individuellen Umgang mit den jeweiligen Herausforderungen des Alltags ab, daher kann es niemals der Realität entsprechen, dass ein 65-75-jähriger Mensch, der blutdrucksenkende Medikamente (womöglich Kombinationspräparate mit einer Entwässerung) einnimmt, ständig einen Blutdruck von 120/80 mmHg haben kann und soll.

Umgesetzt auf Hochdruckpatienten aller Altersklassen bedeutet dieser Zustand, dass jeder Patient, wenn er sich bewegt, das Doppelte leisten muss. Einerseits hat er die Blockaden, die die Medikamente in seinen Organen erzeugen zu bewältigen und andererseits soll er die Kraft aufbringen, die der Körper braucht, um den Alltag und etwaige Aktivitäten meistern zu können!

Das Herz aber kann diesen Zustand ohne Veränderungen auf Dauer nicht akzeptieren und annehmen. Diese Veränderungen rufen im Laufe der Zeit massive Organschäden hervor. So wird der Sinusknoten nicht mehr einwandfrei funktionieren, die Nierenfunktion wird eingeschränkt oder die Dicke der Herzmuskeln kann sich verändern. In Folge entsteht eine Herzklappeninsuffizienz, sodass das Herz in seiner Funktion eingeschränkt wird.

Diese Zustände kann man nicht nur mit einer Disposition eines Patienten zu erhöhtem Blutdruck oder mit bereits vorliegenden Schädigungen der Organe begründen, sondern ihr Entstehen wird unausweichlich durch und nach Einnahme der verschiedenen Medikationen hervorgerufen, die in diesem Fall „für das Herz“ eingesetzt werden. Man sollte eigentlich sagen **gegen** das Herz, weil ja auch **gegen** den Hochdruck oder **gegen** Herzrhythmusstörungen vorgegangen wird. Es heißt ja auch immer: „ich tue etwas **gegen** ein

Organ und nicht **für** ein Organ. Dieses Vorgehen kann in der Folge eine Schädigung hervorrufen!

Kehren wir zu unserem Patienten zurück, der immer einen systolischen Blutdruck von 120 oder 130 mmHg haben sollte. Es wurde bereits festgestellt: Sobald dieser Patient eine körperliche oder geistige Leistung vollbringt, steigert sich seine Herztätigkeit. Das Herz muss einerseits Leistung erbringen, während er sich bewegt, Sport betreibt, mit dem Auto fährt, oder einer Schwerarbeit nachgeht, andererseits muss das Herz gegen die blockierenden Arzneien ankämpfen. Das bedeutet, dass das Herz dabei zwei Systeme zu überbrücken hat.

Die nächtlichen Verwirrtheitszustände des älteren Patienten

Betrachten wir nun die Nächte unseres Patienten: Was passiert in seinem Organismus in der Nacht? Es wird die Perfusion, die Sauerstoffsättigung im Körper, herabgesetzt. Warum? Bedingt durch die blutdrucksenkenden Mittel „legt" er sich mit einem systolischen Blutdruck von 120 mmHg ins Bett. Zu allem Überfluss bekommt dieser Patient womöglich auf Grund, der von ihm angegebenen Schlaflosigkeit, noch zusätzlich Schlafmittel verordnet. Im Schlaf erzeugen all die Medikamente noch tiefere Blutdruckwerte, die wiederum eine Irritation seiner Bewusstseinslage herbeiführen.

Wie oft passiert es, dass die Oma oder der Opa aufstehen wollen, können es aber nicht? Oder sie haben größere oder kleinere Verletzungen, und können sich am Morgen nicht mehr daran erinnern, wie diese entstanden sind. Diese Personen erleiden beim Aufstehen einen orthostatischen Kollaps. Auf dem Weg zur Toilette reicht das Blut für die Durchblutung des Gehirns nicht mehr aus, denn der Blutdruck ist in dieser Phase sehr nieder, sie kollabieren und es kommt infolge dieser Stürze zu schweren Verletzungen

Die Ursache dieser Zustände, der aufkommenden Ängste und der daraus resultierenden Verwirrtheit, könnte bei den Medikamenten gesucht werden, die diese Patienten gegen den vermeintlich zu hohen Blutdruck einnehmen müssen. Anstatt ihren Blutdruck zu kontrollieren und den älteren Menschen einen höheren Blutdruckwert zuzugestehen, erhalten diese Patienten Beruhigungsmittel und der Kreislauf der Verschlechterung des Gesundheitszustands setzt sich fort. Angstzustände treten auf und in Folge verschlechtert sich der psychische Allgemeinzustand und nimmt bedenkliche Formen an. Gerade in den Altersheimen ist zu beobachten, dass auf Grund von Personalmangel Ruhigstellung auf der Tagesordnung steht.

Ein weiterer wichtiger Gesichtspunkt wird beim älteren Menschen oft außer Acht gelassen:

Die Kumulation der Medikamente im Organismus

Nach meiner Erfahrung können Medikamente nie so ausgeschieden werden, wie es im Beipacktext steht. Schon gar nicht von älteren Menschen. „Für 24 Stunden“ heißt, die Halbwertszeit der Wirkung des Medikaments ist 24 Stunden. Der Patient erhält aber sein Medikament beispielsweise bereits wieder nach 12 Stunden. Das bedeutet, die Blutdruckmedikamente können von der Leber oder den Nieren nicht mehr komplett ausgeschieden werden, kumulieren und verbleiben im Körper. Monatelang, jahrelang und eine langsame „Vergiftung“ ist die Folge. Durch diese Vergiftung entstehen Organschäden.

Dieser Umstand ist nichts Neues, da die Medizin (und/oder die Politik) nicht auf die Ursachen eingehen wollen. Gerade in der stationären Geriatrie würde den älteren Menschen- allein nur durch die Reduktion der Medikamente- sehr viel Lebensqualität wiedergeben werden können. Die alten Menschen könnten weiter aktiv sein, geistig frisch bleiben und ihr Leben lebenswert gestalten!

Befindlichkeitsstörungen

Eine ganz andere Seite der Schulmedizin zeigt auf, dass viele Menschen an Störungen leiden, die auch durch die immer genaueren Untersuchungen nicht erklärt werden können. Gesundheitsbezogene Lebensqualität ist nicht auf Befunde zu reduzieren, sondern ist ein subjektives Erleben und Empfinden.

Nicht jeder Mensch, der vom medizinischen Standpunkt aus gesund ist, fühlt sich auch so. Liegen alle Parameter im Normbereich, wird dies vom Schulmediziner gleichgesetzt mit Gesundheit. Befund ist jedoch nicht gleichzusetzen mit Befinden!

Bei der Interpretation von Laborwerten, Röntgenbildern, Sonographie Befunden, CT- oder MRT Befunden ist es geradezu unmöglich von der Form oder von den Normalwerten eines Organs auf eine normale Funktion zu schließen. Das eine ist eine statische, dreidimensionale Untersuchung, das andere jedoch ein dynamischer Vorgang unter Berücksichtigung der Zeit. Das bedeutet, dass Symptome sich zu Funktionsstörungen verändern und mit der Zeit zu Krankheiten und Organschäden mutieren können. Gerade dieser Zeitlinie wird eine viel zu geringe Bedeutung beigemessen. Auch laborchemische Untersuchungen tragen nicht zur Klärung der bestehenden diffusen Beschwerden des Patienten bei.

Dies betrifft neben dem Blutdruck auch den Cholesterinwert. Gerade bei funktionellen Störungen, den „funktionellen Syndromen“, kann der Arzt in der Momentaufnahme keine strukturellen Veränderungen am erkrankten Organ oder im gesamten System entdecken.

Das gilt in gleicher Weise für die Vielzahl an Erscheinungsformen der vegetativen Dysregulationen. Diese Bezeichnung fasst eine Vielzahl von Symptomen zusammen, die auf eine Fehlregulation des vegetativen Nervensystems zurückzuführen sind und verschiedene Funktionsstörungen zur Folge haben: einmal sind es Schmerzzustände, ein anderes Mal Durchblutungsstörungen oder Schlaflosigkeit, dann wieder Störungen der Muskulatur. Die Symptome werden falsch gedeutet oder ganz einfach mit einer Krankheit verwechselt. Beispielsweise kann eine Störung der Gallenblasenfunktion Migräne auslösen. Behandelt wird jedoch üblicherweise das Symptom: der Kopfschmerz.

Alle diese Symptome werden nach wie vor mit chemischen Mitteln unterdrückt und blockiert. Ein anderes Beispiel ist Asthma bronchiale, das seine Ursachen in einer Allergie, einer Dickdarmfunktionsstörung oder einer starken psychischen Belastung mit Angststress haben kann. Behandelt werden auch hier wieder die Symptome mit Broncholytika oder mit Cortison Inhalatoren.

Die Ursachenfindung nimmt zu viel Zeit in Anspruch und wird daher nicht in Betracht gezogen, sodass sich aus den Symptomen Funktionsstörungen und später manifeste Krankheiten entwickeln können- denn die Zeitlinie wird ignoriert.

Das sind nur einige wenige Beispiel für die heute vorherrschenden Fehlinterpretationen von Befunden und Krankheitsbildern, ohne den Menschen in seiner Gesamtheit zu betrachten. Für den Schulmediziner ist es daher genauso wichtig wie für den Ganzheitsmediziner, nie den Blick für und auf den ganzen Menschen zu verlieren. Besonderes Augenmerk muss dabei auf der nahtlosen Zusammenarbeit der einzelnen medizinischen Sparten liegen, und es ist unbedingt darauf zu achten, dass es zu keinem Gegeneinander kommt. Denn im Vordergrund steht vorbehaltlos das Wohl des Patienten.

Meines Erachtens muss ein guter Ganzheitsmediziner auch ein guter Schulmediziner sein, der die richtigen Diagnosen stellen kann und anschließend aus der Vielzahl von Therapieformen für den einzelnen Patienten die richtige Wahl trifft. Leider läuft es im realen Gesundheitsbetrieb, besser „Krankheitsbetrieb“, anders ab. Durch die Überspezialisierung der Medizin, durch die heutigen Massenbehandlungen der Patienten und den daraus resultierenden Zeitmangel sehe ich diese Fehlinterpretationen von Krankheitsbildern darin, dass sich die Ärzte über etwas sehr einig sind, nämlich, dass sie sich nie einig sind. Jede Abteilung und jeder Facharzt wendet für sich seinen eigenen Therapieansatz isoliert an, anstatt die Kollegen zu konsultieren und gemeinsam mit Ihnen die Ursache einer Erkrankung und die für den Patienten geeigneten Maßnahmen fächerübergreifend zu ergründen und anzuwenden. (Heutzutage gibt es, Gott sei Dank, schon Ausnahmen, die jedoch auf Grund von Zeitmangel sehr rar gesät sind).

Diese unkoordinierten Behandlungsansätze bewirken jedoch auch, dass jene Ärzte, die sich mehr und mehr kritisch mit den Hintergründen der schulmedizinischen Behandlungsmethoden auseinandersetzen und/oder ganzheitliche Ansätze oder Behandlungsmethoden anwenden, von der eigenen Kollegenschaft angegriffen werden. Jede, von der Schulmedizin abweichende Therapiemethode oder jeder abweichende Behandlungsansatz wird als „untaugliche Therapie" von den meisten Kollegen abgestempelt.

Schulmedizinische Behandlungsmethoden werden von den Schulmedizinern als einzig erlaubte Maßnahmen propagiert und Therapien von Schulmedizinern, die ein ganzheitliches Menschenbild haben, mit alternativen Behandlungsmethoden gleichgesetzt.

Der leidende Patient bleibt auf der Strecke. Er wird zum Medizintouristen. Er wandert von Arzt zu Arzt. Nicht alle Patienten sind in der Lage, sich den Arzt ihres Vertrauens auszusuchen und nicht alle Menschen sind Mitentscheider bei ihrer weiteren Behandlung.

3. Schau auf Dich!

In uns steckt deutlich mehr, als wir uns zutrauen. Wir sind größer als wir denken. Wir sehen es nur nicht, weil wir zu oft durch unsere inneren Blockaden ausgebremst werden. Wenn wir als Mensch wachsen wollen, ist es unsere wichtigste Aufgabe, diese Blockaden aus dem Weg zu räumen. Nur so können wir zu der Person werden, die wir tief im Inneren wirklich sind.

Beschäftige Dich mit Dir selbst

„Seit ich begonnen habe mich mit mir selbst zu beschäftigen, habe ich ein Verständnis dafür entwickelt, wie ich mit den Dingen, die mich stören und den Dingen, die mir Kraft geben, richtig umzugehen vermag“

Jeder Mensch sollte sich dessen bewusst sein, dass die Sinnesorgane die Vermittler aller Eindrücke sind, denen wir gewollt oder ungewollt begegnen, und die auf uns einwirken.

„Gemeinsam sitze ich in Gesellschaft von Menschen, die mir Kraft geben, mit welchen ich positive Energie austausche. Ich bin glücklich und das gibt mir ein Gefühl der Sicherheit. Ich bin sehr, sehr entspannt. Ich bin mit mir selbst in Einklang, in vollkommener Harmonie. Ich esse, ich trinke, ich genieße mit allen Sinnen. Ich sehe alles klar und deutlich, und ich kann mich in und mit der Umgebung restlos wohl fühlen. Ich fühle mich im Hier und Jetzt geborgen. Aus dieser Situation schöpfe ich Kraft"

Das ist der Idealfall unserer Genussfähigkeit. Sehen, Hören, Riechen, Schmecken, Tasten sind unsere Antennen. Die Sinnesorgane vermitteln uns die Außenwelt. Sie geben uns die verschiedensten Informationen, die wir speichern. Wenn wir Informationen speichern, haben wir im Unbewussten sehr viele Bilder. Mit „Bilder" meine ich Impulse. Diese Impulse, die wir abspeichern, empfangen wir in den unterschiedlichsten Situationen. Wir verwenden diese Impulse in der Gegenwart und in der Zukunft. Wenn unsere Genussfähigkeit herabgesetzt ist, bekommen wir von unseren Sinnesorganen „falsche Bilder der Wirklichkeit" übermittelt, da die Sinnesorgane nicht mehr richtig miteinander kommunizieren können.

Der Sinn und die Sinnesorgane

Wenn wir sagen „es hat keinen Sinn!“ oder „es ist ja sinnlos, es hat ja gar keinen Sinn mit Dir zu sprechen!“ oder auch „ich erspare mir die Mühe, weil ich sehe, dass Du mich nicht verstanden hast!“, dann zeigen diese Worte, dass der Sinn unsere Führung im Leben ist: Er führt uns zu uns und führt uns zu den anderen. Das heißt, er ist das verbindende oder trennende Element zwischen Außenwelt und Innenwelt.

Die innere Überzeugung entsteht ebenso durch unsere Fühler, den Sinnesorganen. Wir sind gefordert, durch die Sinnesorgane die Bestätigung für sinnvolle und brauchbare Gedanken zu kreieren. Dabei ist es sehr wichtig, vorher die Bestätigung der Sinnesorgane zu erhalten, um die emotionalen Gedanken sinnvoll, fundiert und überzeugt zu formatieren, sodass Worte und Handlungen Sinn erhalten.

Wenn die Reihenfolge nicht eingehalten wird, sind Ungeduld und Fehlverhalten programmiert, da die emotionale Ebene vor die Vernunftebene gestellt wird. Beim Einsetzen aller Sinnesorgane ist das Entstehen einer Affekthandlung minimiert oder gar nicht vorhanden.

Natürlich wird nach dieser Erklärung jedem verständlich, dass wir unglücklich sind, wenn wir etwas gesehen oder gehört haben, das uns nicht guttut.

Unser Sehen und Hören vermittelt uns eine enorme Kraft, die uns einerseits das Gefühl der Geborgenheit gibt, andererseits die Kraft nimmt! Daher ist es nur zu verständlich, dass eine Begegnung mit Menschen, die man nicht sehen will und mit denen man „nicht kann", Kraft kostet. Je länger man mit Ihnen zu kommunizieren hat, umso schwächer wird man. Die Schwäche ermüdet, man wird unkonzentriert oder reagiert aggressiv. Je länger diese Schwäche anhält kann sie im schlimmsten Fall das Immunsystem blockieren und krank machen.

Zufriedenheit und Glück

„Glück besteht nicht darin, zu leben, sondern zu wissen, wie man lebt"

Glück ist nicht messbar. Das gefühlte Glück wechselt ständig. Tatsächlich kann Glück nur dort existieren, wo wir mit uns zufrieden sind. Glück entwickelt sich, wenn die Sinnesorgane etwas bejahen. Zum Glück tragen schöne Gedanken, Selbstwirksamkeit, Selbstbestätigung, Respekt, Achtsamkeit, Gesundheit, Vertrauen in uns und in andere, Freiheit, Einkommen, das Freisein von Existenzängsten, Freunde und ein passendes privates Umfeld bei. Beeinträchtigungen des Glücks sind schlechte Arbeitsbedingungen, Arbeitslosigkeit und Ängste. Glücklich sind wir, wenn wir die Schönheit so erleben, dass sie uns Kraft, Freude und Frieden gibt. Das bedeutet, dass wir das Gleichgewicht zwischen jenen Eindrücken finden, die durch unsere Sinnesorgane aufgenommen werden und der Verarbeitung, die durch uns stattfindet. Auf die

Verarbeitung kommt es an: sind wir glücklich, dann sind wir ausgeglichen und nehmen die Impulse entsprechend positiv an.

Fragen wir zwei Personen was sie sehen, wenn sie beim Fenster in einen Garten hinaussehen, dann wird möglicherweise die eine Person antworten: „ich sehe einen wunderschönen, blühenden Rosenstock, den ich förmlich riechen kann.“ Die andere Person wird uns vielleicht antworten: „einen Misthaufen, dessen übelriechender Geruch mir Kopfschmerzen verursacht.“

Beide Personen haben recht. Es ist beides in diesem Garten vorhanden. Nur der Unterschied besteht darin, dass die eine Person mit sich harmonisch ist und die schönen Dinge im Leben sieht, während die andere Person mit den Sinnesorganen disharmonisch oder durch etwas gestört ist und daher sich selbst irritiert. Der emotionale Zustand bestimmt die Blickrichtung.

Das bedeutet somit, dass die Sinnesorgane die negativen Gedanken und Eindrücke verarbeiten. Dieser Zustand entspringt unserem Geist und unserer Seele. Jeder von uns kennt diese Situation: Wir reagieren auf die Außenwelt gekränkt, sind enttäuscht und unausgeglichen, sind fahrig, unkonzentriert, frustriert und unsere Kreativität leidet. Wir beobachten die Dinge, wir sehen die Dinge, und wir fragen uns verwundert: „Warum bin ich jetzt dermaßen unglücklich, was habe ich getan? Warum kann ich nicht mehr? Warum bin ich so verunsichert? Was ist passiert?“

Und dabei stellen wir fest, dass wir Dinge tun, die wir eigentlich nicht machen möchten. Wir verwenden die Kraft, die wir besitzen dafür, um uns zu überwinden. Durch dieses permanente Zwingen zu etwas entsteht das „berühmte“ Fehlverhalten, da wir ja permanent etwas tun, das unsere Gefühlswelt ablehnt.

„Wenn man immer verschlossen ist, weiß das Glück nicht, wo es hin soll“
Lisl Steiner

Genuss und Genussfähigkeit

Was ist Genussfähigkeit? Gibt es Regeln für den Genuss? Was als Genuss empfunden wird ist sehr individuell. Genuss und Genießen gehören zu den positiven Gefühlen, die das Wohlbefinden ausmachen. Nur die Stabilität der Sinnesorgane ermöglicht Genussfähigkeit. Genuss wird sehr oft auf die Nahrungsaufnahme reduziert. Die geistigen Genüsse, wie schönen Gedanken nachzugehen, schöne Musik zu hören oder etwas Interessantes zu lesen, sowie körperliche Genüsse sind mit einzubeziehen. Das Genussverhalten ist auch im Erwachsenenalter noch erlernbar.

Besonders in Europa besteht ein ambivalentes Verhältnis zum Genuss. Genießen erzeugt in den Köpfen der Menschen noch immer ein schlechtes Gewissen. Dieses Verhalten, das der Seele guttut, kann ohne weiteres trainiert werden. Menschen, die diese Kompetenz besitzen, Genuss und Genießen selbst zu steuern, schaffen sich eine Umgebung, die auch in anderen Wohlbefinden auslöst. Die wichtigste Voraussetzung zum Genießen ist es, geschärfte Sinne, die eine unterscheidende Wahrnehmung ermöglichen, sein Eigen zu nennen. Zudem muss die Bereitschaft bestehen, sich bewusst dem lustvollen Erleben öffnen zu wollen. Jedoch gibt es klare Grenzen zwischen Genuss, Lust, Konsumieren und süchtigem Verhalten.

Selbstkontrolle ermöglicht Genussfähigkeit

Gleichzeitig bedeutet es aber auch zu erkennen, dass das oberste Gebot für einen Genießer die Selbstkontrolle ist! Selbstkontrolle verhindert den maßlosen Konsum. Freiwilliger Verzicht ermöglicht den Genuss! Bleiben wir gleich bei dem Beispiel Essen: Zum einen bedeutet Verzicht, nur etwas zurückhaltend beim Essen zu sein, zum anderen nur das zu essen, auf das man Appetit hat (und nur so viel davon bis das Sättigungsgefühls eintritt). Das zu erlernen ist ein elementarer Punkt- ohne Diäten und Verbote.

Verzicht kann aber auch bedeuten, auf ausgewogene Ernährung zu achten, Obst und Gemüse zur Erntezeit zu konsumieren, regionale Lebensmittel auf den Speiseplan zu stellen, den Fleischkonsum zu reduzieren und wieder Verantwortung gegenüber der Schöpfung zu übernehmen.

Das Schaffen von Freiräumen für den Genuss benötigt auch Zeit. Es müssen „Genuss-Tabus“ aufgedeckt und durch Erlauben und Handeln ersetzt werden. Der Essprozess verlangt eine ungeteilte

Aufmerksamkeit: genussvoll Essen und gleichzeitig Lesen, Fernsehen oder Telefonieren schließen sich da aus! Wer genießen will, sollte seine Vorlieben kennen, ein Überangebot an Nahrungsmittel vermeiden und lernen, Qualitätsunterschiede zu erkennen. Nicht das außergewöhnliche Festessen hebt die Genussfähigkeit, sondern das Entdecken der genussvollen Dinge im Alltag!

Genussvoll essen kann das gesamte Essverhalten und die damit verbundenen Störungen verändern. Genuss braucht, wie bereits festgehalten, Zeit. Achtsamkeit auf das Ambiente, auf die ausgewählten Lebensmittel und Zeit sind wichtige Faktoren für die Genussfähigkeit. Sich Zeit nehmen heißt auch auskundschaften, was bekömmlich ist, was schmeckt und was nicht schmeckt. Somit ist man ein Genießer! Durch einen liebevollen Umgang mit sich selbst erfährt der Genießer, wieviel er zu sich nehmen soll und welche Nahrungsmittel ihm gut bekommen und lernt auch auf Verschiedenes zu verzichten.

Unsere Gesellschaft steht heute vor neuen Herausforderungen. Denn gleichzeitig wird die Schere zwischen den Menschen, die Essen zu ihrer Lebensphilosophie gemacht haben und sich über die Art des Essens als gesellschaftliche Ausdrucksform definieren und den Menschen, die sich teures Essen einfach nicht mehr leisten können, immer größer.

Neue Ernährungsmodelle sind in Mode. Essen als gesellschaftliche Ausdrucksform ist in. In unserer Gesellschaft gelten Menschen, die nicht dem Lifestyle von heute anhängen schnell als unreflektiert. Falls sie keine Unverträglichkeiten aufweisen, sich nicht ausschließlich bio, ohne Fleisch, nur regional oder nur vegan ernähren, entsprechen sie nicht mehr dem Lifestyle, wie es die Ernährungstrendforscherin Hanni Rützler beschreibt. Mit Essgewohnheiten kann man heutzutage imponieren und provozieren. Essen wird überladen und viele ethische Debatten werden über das Essen geführt.

Wir befinden uns in einem Prozess. In Zeiten des Lebensmittelüberflusses verliert das alte Paradigma mit „schneller", „billiger" und „mehr" Produzieren von Nahrungsmittel langsam an Kraft und bewirkt in den Köpfen vieler Menschen ein Umdenken.

In den industrialisierten Staaten ist das Phänomen bekannt, dass Menschen, denen wenig Einkommen zur Verfügung steht, eher zu Übergewicht neigen, als Menschen, die über viel Geld verfügen. 2014 wurde in einer Studie der University of Cambridge festgestellt, dass die als gesund eingestuften Lebensmittel im Schnitt drei Mal so teuer waren wie Junk-Food. Es ist einfach billiger, sich ungesund zu ernähren. Genussfähigkeit zu erleben ist dennoch auch mit weniger monetären Mitteln möglich.

Genussfähigkeit verlangt geschärfte Sinne

Wenn eines der Sinne oder der Sinnesorgane gestört oder blockiert ist, vermindert sich die Genussfähigkeit:

Das Sehen

Der erste Blick ist entscheidend, nicht nur bei zwischenmenschlichen Dingen, sondern auch beim Essen. Beim Einkauf von Obst und Gemüse erforscht das Auge die Formen, die Farben und den Frischegrad.

Beim Essen erfreut sich das Auge an abwechslungsreichen Farben, nach einer gewissen Ästhetik des Arrangements auf dem Teller und einer passenden Umgebung. In Verbindung mit dem Gedächtnis und den persönlichen Vorstellungen wird die Entscheidung über Kauf und Verzehr getroffen.

Das Hören

Beim ersten Biss in eine Semmel stellt man sofort fest, ob sie frisch oder altbacken ist. Ein frisches Gebäck zeichnet sich durch ein knuspriges, knackendes Geräusch aus. Die Frische von Lebensmittel können auch mit dem Ohr aufgenommen werden, wie z.B. das Testen des Reifegrades von Melonen durch Klopfen.

Das Schmecken

Die gustatorische Wahrnehmung bedeutet das Erleben von Empfindungen des Schmeckens, die durch den Reiz der Geschmacksknospen hervorgerufen wird. Die Sinneszellen, die in den Geschmacksknospen der Geschmackspapillen liegen, nehmen die Geschmacksqualität wahr und lösen einen Reiz aus. Der Geschmackssinn, dessen Rezeptoren vorwiegend auf der Zunge (und der Rachenschleimhaut) liegen, umfasst fünf bis sechs Grundqualitäten: süß, salzig, sauer, bitter, fett und umami.

Wie bei allen anderen Sinneswahrnehmungen auch werden diese Reize ans Gehirn weitergeleitet und dort ausgewertet.

Das Riechen

Die Sinneshaare der Riechschleimhaut nehmen die Duftstoffe auf und leiten den Reiz an unterschiedliche Zentren im Gehirn weiter, die den Geruch ermitteln, speichern und frühere Erfahrungen wachrufen.

Das Fühlen

Über die Haut als größtes Sinnesorgan kann der Mensch unterschiedliche Wahrnehmungen aufnehmen. Zum einen kann er die Oberfläche und Beschaffenheit von Gegenständen „erspüren“, zum anderen kann er Hitze, Kälte und Schmerz in unterschiedlichen Stärken empfinden. Im Alltag benützt er vor allem die Hände und Finger für das Ertasten der Umwelt. So auch beim Einkauf von Obst und Gemüse.

Beim Essen erweitert sich das Tasten auf die Zunge und die Mundschleimhaut und es können unterschiedliche Konsistenzen, wie porös, rau, zart, schmelzend und flüssig erkannt werden.

Was löst Genuss aus?

Genussgefühle werden im Gehirn ausgelöst. Genuss löst positive Gefühle, wie Wohlbehagen, Glück und Ruhe aus. Durch unsere „Fühler“ gelangen die Sinneseindrücke zum Limbischen System. In diesem Bereich des Gehirns werden die aufgenommenen Eindrücke mit früheren Erinnerungen verglichen und bewertet.

Unser Erinnerungspool

Das Genussverhalten wird durch die Familie und das Umfeld beeinflusst. Der Mensch besitzt die Fähigkeit, seine Umwelt mit Hilfe seiner Sinne auf vielfältige Art und Weise wahrzunehmen. Ein Sinnessystem allein lässt ein Urteil über eine Speise nicht zu. Nur das Zusammenspiel aller Sinne- gekoppelt mit dem persönlichen Erinnerungsvermögen- bildet die Möglichkeit zur vollkommenen Bewertung der Lebensmittel. Die Sinne des Menschen sind nicht starr, sondern können wie das Gedächtnis trainiert werden.

Lernen Kinder früh einen wertschätzenden Umgang mit Lebensmittel kennen und erfahren die Vielfalt der Lebensmittel und deren Aromen, so können sie sich einen reichhaltigen Erinnerungspool aufbauen. Geschmack ist ein Zusammenspiel des Geschmackssinns und des Geruchssinns, gemeinsam mit den Tastempfindungen und den Temperaturempfindungen der Mundhöhle. Kinder besitzen einen großen Entdeckungsdrang und den sollte man geschickt in diese Richtung der Wahrnehmung lenken.

Der Mensch ist ein „Gewohnheitstier". Werden die Sinne der Kinder nicht trainiert, verkümmern sie. In einigen Jahren hätten wir dadurch eine noch größere „Geschmacksarmut": Einen standarisierten Geschmack, der auf der ganzen Welt gleich ist.

Die heutige Ernährungssituation von Kindern und Jugendlichen ist geprägt von Übergewicht, Fettsucht aber auch Untergewicht. Das Gefühl von Hunger, Appetit, Sättigung und „satt sein" verkümmert. Die Zahl der verkauften Fertigprodukte steigt, Schnellimbisse und Hauszustellungen werden verstärkt in Anspruch genommen. Trotz der neuen Trends und Ernährungsmodelle, sowie Bemühungen einzelner Organisationen und Produzenten die Konsumenten zu informieren, verlieren die Kinder aus den Großstädten zusehends den Bezug zur Herkunft und Produktion der Lebensmittel. Es besteht kaum mehr Wissen über Aussaat- und Erntezeiten heimischer Obst- und Gemüsesorten und deren weiteren Verarbeitung.

Das steigende Desinteresse an den einzelnen Produkten und an der Nahrung im Allgemeinen birgt die Gefahr, dass ein Großteil der Verbraucher unkritischer gegenüber den Herstellern wird und dadurch viele fragwürdige Produktionspraktiken einfach akzeptiert werden. Die Lebensmittel dürfen dem Konsumenten nicht mehr kosten, dadurch sind auch die Produktionskosten so niedrig als möglich zu halten. Die Lenkung der Warenanbieter kann aber nur durch den Endverbraucher gesteuert werden! Somit ist kein Ende in

Sicht und wir befinden uns mit dieser Entwicklung in einer negativen Dauerschleife.

Ziel ist es, die Verbraucher kritisch gegenüber der heutigen Ernährungssituation zu stimmen. Damit eine Veränderung eintreten kann, ist das Einsetzen aller Sinne beim Verzehr von Lebensmittel ausschlaggebend.

Des Weiteren wird die Essensaufnahme heute oftmals als begleitende Tätigkeit angesehen (Smartphones bei Tisch) und nicht mehr als in sich geschlossene Handlung, die Zeit und Ruhe in Anspruch nehmen sollte. Als Folge können schon im Jugendalter sämtliche Wohlstandserkrankungen wie Übergewicht, Gelenksschäden, Herz-Kreislauferkrankungen, Bluthochdruck, oder Blutzucker auftreten.

Da die Sinnesorgane dieser Menschen nicht mehr in der Lage sind, das gesamte Spektrum aufzunehmen und zu verarbeiten- diese Menschen leben mit „halber Kraft“, sind energielos und kompensieren ihre Frustration- macht es wenig Sinn, durch Verbote die Gefühle dieser Menschen noch mehr zu blockieren. Nimmt man diesen Menschen durch Vorschriften und Verbote die Freude, so steigert sich die Frustration. Durch die psychische Instabilität entstehen zuerst Befindlichkeitsstörungen, dann körperliche Funktionsstörungen und später Organschäden. Die Motivationen zur Veränderung der Lebensgewohnheiten, zur Wiederherstellung oder zur Aufrechterhaltung der subjektiven Lebensqualität liegt meistens nicht im Einflussbereich der Medizin. Die Anstöße zur Verhaltensveränderung der Menschen kommen meist aus dem täglichen Leben.

Um frei genießen zu können sollten Verbote, wie diätetische Vorschriften aufgedeckt und durch Lebensstiländerungen ersetzt werden. Solange Vorschriften, Einschränkungen und Verbote verhängt werden, wird die betreffende Person mit „stumpfen Sinnesorganen" nur scheinbaren Erfolg erzielen und der Misserfolg und die darauffolgende Frustration lässt nicht lange auf sich warten. In diesen Fällen ist es egal, ob wir von diätetischen Maßnahmen, von vorgeschriebenen Medikamenteneinnahmen oder Verboten anderer Art sprechen. Alle auferlegten Verbote erzeugen Sehnsüchte. Nicht gestillte Sehnsüchte erzeugen Entgleisungen der Psyche. Es entwickelt sich die Genusssucht, die mit einem ständigen Verlangen nach neuen Reizen einhergeht. Daher ist die wichtigste Maßnahme, um wieder genießen zu können, die Öffnung aller Sinnesorgane. In Folge kommt es zu einer positiven Beeinflussung der Gefühlswelt.

Die Aufgabe des Arztes als Berater sollte dennoch sein, diesen Menschen aufzuzeigen, wie sie sich selbst und ihre Bedürfnisse wieder spüren lernen und ihnen die Genussfähigkeit und damit ihre eigenen Ressourcen wieder deutlich zu machen und zu fördern.

4. Die Welt der Masken

„Achte auf deinen Verstand und er wird aufhören, verzerrte, hässliche Bilder zu produzieren"

Emotionale Erinnerungen, die bei uns Ängste erzeugen, hemmen unsere Entwicklung. Durch die Verarbeitung erzeugt man etwas Essentielles: Unsere sogenannte „Patina". Die Patina „versteckt" die Persönlichkeit jedes Einzelnen. Diese Patina besitzt eine matte Oberfläche, die wir selbst schaffen. Unsere Vergangenheit sowie unser Unbewusstes können wir durch das Licht der Erkenntnis erforschen. Dieses Erforschen erzeugt in uns Energie, vermindert unsere Ängste und gibt uns die Kraft zur Weiterentwicklung.

Der Blick zurück mit all seinen Attributen wird dann mit Hilfe des Lichtes klarer, deutlicher und verständlich. Das bedeutet so viel wie: „Ich schaue unter diese Oberfläche und ich erkenne mich, wie ich bin. Mit dieser Einstellung kann ich mit meiner Patina leben oder beginnen an mir zu arbeiten. Ich kann demnach für mich selbst entscheiden, ob ich matt bleiben oder doch eher glänzen und mich weiterentwickeln möchte.

Wollen wir die Wahrheit über uns selbst wissen, müssen wir die Patina abstreifen und nachschauen, was sich darunter verbirgt. Welches Metall befindet sich unter der Patina? Durch das Nachschauen und Entdecken kann es klarerweise auch zu

Verdrängungen und Verleugnung kommen, denn die Selbstakzeptanz vieler Menschen ist nicht besonders stark ausgeprägt. Sie können sich nicht so annehmen, wie sie sind. Sie erleben ihre Persönlichkeit in Gestalt eines Rolls Royce, in Wirklichkeit steckt in ihnen jedoch nur ein Kleinwagen. Das bedeutet, dass diese Menschen ihre Persönlichkeit sehr oft auf eine falsche Ebene projizieren und diese wird dann von ihnen als reale Ebene angesehen. Auf dieser Scheinebene transportieren viele Menschen das, was sie gerne sein möchten, aber nicht, wie sie in Wirklichkeit sind.

Daher bekommen diese Menschen von ihrem Umfeld Signale, die ihrer tatsächlichen Persönlichkeit entsprechen und sie wahrnehmen, wie sie wirklich sind. Mit diesen Signalen können diese Menschen aber nicht umgehen, weil sie sich selbst anders sehen, sind daraufhin frustriert oder präpotent.

Je weniger sich die Menschen selbst verstehen, desto weiter entzweien sich diese beiden Projektionsebenen.

Es gefällt ihnen nicht, was sie von sich sehen und hören. Daher beginnen sie sich zu maskieren. Je mehr Masken eine Person benötigt, desto weniger Energie besitzt sie. Das bedeutet: Je weniger Masken ich in Anspruch nehme, desto authentischer bin ich. Durch die Authentizität habe ich ein Gefühl der Sicherheit und kann mich mir selbst zuwenden. Ich lerne die Zuwendung zu mir selbst und erzeuge die Liebe in mir und diese formt meine Persönlichkeit. Ich bin in der Lage, aufrichtig zu handeln und zu entscheiden. Die Kraft, die ich besitze, hat die Aufgabe, mich innerlich zu sortieren. Je mehr

Kraft ich habe, desto besser gelingt mir die Analyse und das Erleben. Dadurch entsteht ein immenser Reinigungsprozess in meinem Unbewussten. Ich beginne zu selektieren, habe eine klare Sicht und kann zwischen wichtig, unwichtig, essentiell oder nicht essentiell, entscheiden. Ich kann mit meiner relativen Wahrheit gut leben und dadurch eine Kumulation in meinem Unbewussten vermeiden. Ich konditioniere mich selbst. Durch diese Beleuchtung und durch die Energie, die ich durch authentische Handlungen erhalte, erlange ich etwas Unbezahlbares: die Ehrlichkeit zu mir selbst.

Unsere Fühler in die Außenwelt sind das Sehen, Hören, Riechen, Schmecken, Tasten. Arbeiten all diese Sinne harmonisch, effektiv und synchron, geben sie uns Kraft und Freude. Durch die „Bioantennen“ werden Schwingungen und Resonanzen produziert und diese wiederum erzeugen in uns ausgeglichene Gefühle und Zufriedenheit.

Sind die Sinne gestört, kann es zu Verdrängungen und Verleugnung kommen, die Folge: Der Mensch beginnt sich wieder zu maskieren.

Aus Angst, aus Rücksichtnahme, aus Furcht vor Entscheidungen, oder einfach aus Bequemlichkeit verharren viele Menschen auf der falschen Projektionsebene und erstarren in ihrer Scheinwelt, um ihre Maskierung aufrecht zu erhalten. Menschen in ihrer Scheinwelt verlieren ihre Demut, denn sie haben ihre Zufriedenheit verloren. Besitzt man diese Zufriedenheit nicht, versucht man diese durch den Erwerb von Konsumgütern wiederherzustellen oder sich über fragwürdige Bestätigungen, durch mehr „Gefällt mir“ in den sozialen Medien kurzfristige Glücksgefühle zu verschaffen.

Man geht der Unzufriedenheit nicht auf den Grund, um für sich Klarheit zu schaffen und Lösungen zu finden, um aus dieser Scheinwelt entkommen zu können. Anstatt eines Reinigungsprozesses, bleiben die Menschen an der Oberfläche und glauben weiterhin, sich Zufriedenheit in ihrem Leben durch den Kauf von Dingen verschaffen zu können. Die Unzufriedenheit wird künstlich überdeckt. Das vermeintliche Glücksgefühl, das man dadurch erreicht, erleichtert vorübergehend, hält jedoch tatsächlich nur kurzfristig an.

Es können Verletzungen und Demütigungen entstehen, die Menschen verlieren ihre Akzeptanz und ihr Selbstwertgefühl. Sie verlieren ihre Spontanität und Genussfähigkeit, ihre Produktivität ist eingeschränkt. Dieses Verharren in der „Maskenwelt“, die Aufrechterhaltung dieser Scheinwelt nimmt den Menschen all ihre Kraft.

Genauso wie wir unseren Körper regelmäßig reinigen, haben wir auch mit unserem Geist zu verfahren. Reinigung bedeutet: Belastungen und Unstimmigkeiten zu erkennen, zu analysieren, um Lösungen und die Kraft dafür zu finden, aus der aufgebauten Scheinwelt ausbrechen zu können.

Bleibt die subjektive Wahrnehmung verzerrt, entstehen durch diese ständigen Überlastungen durch das „Funktionieren müssen“ in der Scheinwelt, Befindlichkeitsstörungen und Funktionsstörungen, die zu Krankheiten führen können.

Finden Menschen wieder zu sich selbst, dann stimmen diese beiden Projektionsebenen wieder übereinstimmen.

Je ausgeglichener wir sind, umso mehr stabilisiert sich unser Leben. Fehlt die Kraft zur Ausgeglichenheit, setzt ein Belohnungs-Bestrafungssystem ein.

Um sich zu belohnen wird beispielsweise ohne Lust und Genuss getrunken und gegessen, mehr als gut ist, eben maßlos, da diese Aktionen nicht mehr durch unsere Sinnesorgane kontrolliert werden.

Auf der subjektiven Ebene bedeutet dies: ich nehme mir den Genuss oder ich bestrafe mich durch Verzicht. Das subjektive Empfinden der Belastungen durch die Aufrechterhaltung der Scheinwelt ist groß.

Der Mensch kann sich nicht mehr lieben, sich nicht akzeptieren.

Sichtbar am Beispiel der Magersucht: „mein Körper gehört nicht zu mir, ich bin disloziert, gespalten, unharmonisch und daher unfähig, Dinge zu beherrschen, die elementar in meinem Leben sind. Ich verstärke meine dunkle Seite durch die Irritationen in meiner Wahrnehmung“. Anfänglich geschehen solche Reaktionen absichtlich, um das Leben nicht mehr objektiv sehen zu müssen. Im fortgeschrittenen Stadium ist die betroffene Person jedoch nicht mehr in der Lage den Sinn der Dinge zu erkennen, da die „Fühler“ der Sinnesorgane, die ja die Gefühle steuern, falsche Signale senden. Die Menschen befinden sich in einem Dämmerzustand. In diesem

Stadium beginnt die Zeit der Dunkelheit, die Gefühle des betroffenen Menschen sind irritiert.

Daher ist grundsätzlich festzuhalten, dass jeder Mensch durch seine Authentizität Sicherheit gewinnt und sich seiner Person liebevoll zuwenden kann. Diese Zuwendung zu sich selbst erzeugt die Liebe in jedem Menschen und diese formt letztendlich seine Persönlichkeit.

Das Ich und das Selbst

„Es ist leichter, zum Mars vorzudringen, als zu sich selbst"

C.G.Jung

Nach C.G. Jung ist das Selbst ein Konstrukt und ein Versuch, die Gesamtheit der menschlichen Gesamtpersönlichkeit, des Wesens und der Seele, zu beschreiben, wo hingegen das Ich als Zentrum des Bewusstseins einen Ausschnitt der Gesamtpersönlichkeit darstellt. Das Ich ist nicht identisch mit dem Ganzen der menschlichen Psyche. Das Ich ist zuständig für die Aufrechterhaltung der Persönlichkeit und Identität. Es steuert und koordiniert Erinnerungen und Sinnesfunktionen. In diesem Ich-Komplex nehmen wir die Spannungen und Gegensätze zwischen dem Bewussten und Unbewussten wahr. Das Ich versucht die unbewussten Inhalte anzugleichen und in die Erfahrungsmöglichkeiten des Bewusstseins zu übersetzen. Wenn das Ich mit dem Selbst gleichgesetzt wird kommt es in der Realität zu Anpassungsschwierigkeiten. Somit sollte nach C.G. Jung das Ich stets in einer ergänzenden Funktion zum Selbst stehen. Das Bewusstsein darf sich nicht mit dem Selbst identifizieren, weil diese Situation zu psychotischen Störungen und Größenwahn führen kann. Daher hat bestenfalls das Ich mit dem Selbst in einer kompensatorischen Beziehung zu stehen.

Zusammenfassend bedeutet dies, dass das Ich nur das Subjekt des Bewusstseins, das Selbst das Subjekt der gesamten, auch unbewussten Psyche darstellt. Somit wäre das Selbst eine ideelle Größe, die das Ich in sich begreift.

Mit zunehmender Selbsterkenntnis können sich die Selbstregulierungsprozesse der Gesamtpsyche durchsetzen und die Beziehungsmöglichkeiten zu den Mitmenschen und zur Umwelt verbessern. Der Mensch wird dann nicht mehr von seinen unbewussten Komplexen und Motivationen gesteuert.

Das Leben ist Arbeit am Selbst

Das Leben ist Arbeit. Befinde ich mich in meiner Mitte, lebe ich mit mir selbst in Harmonie. Finde ich jedoch mein „Selbst" nicht mehr, beginnt der Kampf im Leben. Das bedeutet: nicht ich schwimme gegen den Strom der Masse, sondern ich schwimme gegen mich, gegen mein eigenes Selbst, an.

Wir alle besitzen starre und fixe Bilder. Diese Bilder in der unbewussten Ebene sind unser Programm im Leben, von der Zeugung bis zu unserem Tod. Diese Bilder haben die größte Macht über uns Menschen. Sind sie nicht fix, sondern starr, bleiben sie bestehen, solange wir möchten. Wir sind in der Lage, sie zu verarbeiten. Fixe Bilder sind Bilder in unserem Unbewussten, die wir nicht verändern können. Es können beim Betrachten Ängste in uns hochsteigen. Diese Ängste erzeugen wiederum Kräfte in uns, die Irritationen erzeugen und unsere Psyche belasten. Daraus können Neurosen entstehen.

Um über die Vergangenheit in die Zukunft schauen zu können, haben wir einen Weg zu beschreiten. Die Verbindung von unserer Vergangenheit zum Heute und zu einem Ziel in der Zukunft führt über eine Brücke. Wenn uns das Selbstvertrauen, die Selbstsicherheit und die Liebe zu uns selbst verloren gegangen ist, dann existiert in Verbindung mit der Vergangenheit eine Hängebrücke.

Glaube nie, dass zwischen Vergangenheit und Gegenwart eine stabile Brücke existiert! Nur du selbst baust dir eine Hängebrücke oder eine stabile Brücke.

Was bedeutet das? Durch unsere soziale Programmierung, den Verhaltensmustern, die wir als Kind erlernt haben, dem Ungelebten, dem Verdrängten und den Sehnsüchten besitzen wie nur eine wackelige Hängebrücke, um unseren Weg fortzusetzen. Durch das Zurückschauen in die Vergangenheit und durch das Beschreiten dieser Hängebrücke, das Hin- und Hergehen zwischen der

Vergangenheit und der Gegenwart können Ängste auftreten, die zu Neurosen führen können, wodurch das Ziel im Leben verloren gehen kann. Die Irritationen, die dabei entstehen, haben ihren Ursprung eben in unangenehmen und unglücklichen Erlebnissen und Handlungen aus der Vergangenheit.

Wie können wir immer wieder temporäre stabile Brücken bauen? Das Fundament unserer Gefühle und Gedanken wird vermutlich bereits im Mutterleib gestaltet. Die erfahrenen Glaubenssätze und Verhaltensweisen von unseren Eltern und unserem Umfeld bekommen wir übertragen. Diese Grundlagen sind weder gut noch schlecht. Was wir daraus machen ist entscheidend! Können wir unsere Gedanken sortieren, entsteht Erkenntnis. Ein Arbeitsprozess kommt in Gang. Sind wir in der Lage die Gedanken, die uns belasten zu verarbeiten und zu überwinden, können wir aus dieser Hängebrücke eine Brücke bauen, über die wir ohne Ängste unseren weiteren Weg beschreiten können. Wir erlangen Zufriedenheit und Demut. Die Zufriedenheit im Leben erhöht unsere Selbstliebe und unsere Menschenliebe. Die Versöhnung mit der Vergangenheit, um Zufriedenheit in der Gegenwart zu erlangen, ist oftmals nicht einfach, jedoch ein notwendiger und befreiender Schritt.

Die ständige Arbeit am Selbst beschränkt sich nicht nur auf die Beseitigung und dem Umbau von Hängebrücken in stabile Brücken. Sie ist eine vielschichtige Aufgabe, die ein Leben lang andauert. Man darf sich keine Hoffnung machen und erwarten, dass von außen Entwicklung stattfindet. Sobald wir uns auf die Außenwelt verlassen, gehen wir auch in Zukunft über eine Hängebrücke. Nur wir selbst können uns immer wieder unsere stabilen Brücken bauen.

Der Begriff Stress

„Hör auf zu glauben, dass die Kälte, die dich umgibt, von außen kommt! Du selbst produzierst diese Kälte!“

Der Mensch braucht für eine stabile körperliche und seelische Entwicklung angemessene Belastungen, die ihn zum Handeln und zur Anpassung motivieren. Bei Gefahr mobilisieren wir, ohne dass wir darauf Einfluss nehmen können, eine enorme Kraft, die uns zur Verteidigung und Flucht bereit macht. Dieser Reflex heißt Stress. Die immer gleiche Art der Reaktionsweise wird Stressreaktion genannt.

Stress als Schlagwort wird heute inflationär verwendet. Was versteht man aber wirklich unter dem Ausdruck Stress?

Das Wort „Stress“ hat seinen Ursprung vom lateinischen „strictus“, das übersetzt „gespannt, angespannt“ bedeutet. Ingenieure benutzen diesen Begriff, wenn sie von der Widerstandskraft eines Materials sprechen.

In der Medizin wird der Begriff für die Reaktion des menschlichen Körpers auf physische und psychische Belastungsfaktoren, den sognannten Stressoren, benutzt. Diese Reaktionsweise wird eben Stressreaktion genannt. Der Impuls geht vom Gehirn aus. Dort wird das Corticotropin-Releasing-Hormon freigesetzt, das über einen mehrstufigen Prozess zur Ausschüttung der Stresshormone Adrenalin und Noradrenalin führt. Der viel zitierte „Adrenalinstoß“ findet statt. Er lenkt die Signalübertragung zwischen den

Nervenzellen. Beide Substanzen sorgen binnen Sekunden für eine Mobilmachung des Körpers. Die Energiereserven Zucker und Fett werden geplündert, das Herz schlägt schneller, die Muskeln werden mit mehr Sauerstoff versorgt. Derart gerüstet ist der Organismus zu Höchstleistungen fähig. Alle Kraft und Schnelligkeit, die wir besitzen, stehen im Augenblick der Gefahr zur Verfügung. Der Organismus reduziert alle Vorgänge, die zu diesem Zeitpunkt noch viel Energie verbrauchen: die Verdauung, das Wachstum, den Sexualtrieb. Ist die Gefahr vorüber, entspannt sich der Körper wieder- nur so bleibt das System in Balance.

Der Umgang mit Stress

Warum erlebt ein Mensch Druck als positive Herausforderung, der andere hingegen als lähmende Überforderung? Sicher ist, dass die individuelle Disposition den Umgang mit Stress bestimmt.

Bereits im Mutterleib beginnt die Stressbewältigung. Nach der Geburt ist der Säugling darauf angewiesen, dass seine Grundbedürfnisse wie Hunger, Durst und Zuwendung befriedigt werden. Bekommt der Säugling diese Grundbedürfnisse nicht erfüllt und schreit vergeblich nach Liebe, Zuwendung und Körperkontakt, dann lernt der Säugling ein Gefühl kennen, das man als „erlernte Hilflosigkeit“ bezeichnet. Reagieren die Eltern jedoch mit Zuwendung, intensivem Körperkontakt und Befriedigung der

Bedürfnisse, erleichtern sie dem heranwachsenden Menschen ein Leben lang den Umgang mit „Stress“.

Werden hingegen heranwachsende Kinder von Eltern, Erziehungsberechtigten und Lehrern laufend überfordert, sodass diesen Kindern keine Erfolgserlebnisse beschert sind, dann verfestigt sich das Gefühl des „nicht geliebt Werdens“.

Daraus resultiert beim Heranwachsenden ein gegensätzliches Verhaltensmuster bei Druck: diese Jugendlichen reagieren nicht mit Kampfeslust, sondern mit Resignation, Verzweiflung, Angst, Frustration, dem Gefühl der Wertlosigkeit. Es folgen Wutanfälle, Alkohol- und Drogenmissbrauch. Durch dieses Verhalten sind Lernversagen die Folge, Schwierigkeiten in der Familie und im Freundeskreis nehmen zu. Die Reaktionen der Jugendlichen auf die ihnen gestellten Herausforderungen sind nicht angemessen. Jede Zurechtweisung wird als Angriff verstanden und mit Aggression und Gewalt beantwortet.

Im Alter zwischen 20 und 30 Jahren machen den Menschen die alltäglichen Belastungen besonders zu schaffen. Es geht um Positionierung und Profilierung im Beruf, Sehnsucht nach dem „richtigen“ Partner und um das Treffen von Entscheidungen, Arbeitsplatzunsicherheit, der Angst vor Kündigung und darauf die folgende Arbeitslosigkeit, Schulden, sowie Verlust des Ansehens bei notwendiger Reduzierung des Lebensstandards. Weitere Faktoren, die die Gesundheit beeinflussen und in Folge krank machen können sind: Abwertung, mangelnde Würdigung, geringer Einfluss auf die eigenen Lebensbedingungen, geringe Empathie und wenig Solidarität im Lebens- und Arbeitsumfeld. Eine harmonische Partnerschaft macht Alltagsstrapazen erträglicher. Der Zusammenbruch so einer Partnerschaft gehört zu den schlimmsten Belastungen, die der Mensch zu ertragen hat. Gleichsam können soziale Beziehungen, die für den Einzelnen eine Belastung darstellen, sowie das Festhalten an solchen belastenden Partnerschaften, schädlich sein. Singles, die sozial isoliert sind sowie Alleinerziehende mit Doppelbelastung, haben hohe Stressreaktionen zu verarbeiten. Dadurch kann nachhaltig psychosozialer Stress entstehen. Männer klagen über Arbeitsstress, berufstätige Frauen empfinden Familienstress weitaus schlimmer.

Urlaub und Müßiggang kann nur vorübergehend Erholung bringen, denn er lindert das, dem „Daueralarm" zugrunde liegende Gefühl der erlernten Hilflosigkeit, nicht. Vielleicht ist es auch Ihnen schon einmal widerfahren, dass Sie im ersehnten Urlaub den schönen Strand und das Meer vom Hotelzimmer aus, im Bett mit Fieber liegend, ansichtig wurden. Denn der Adrenalinkick, der den Menschen durch den Alltag hetzen und nicht zur Ruhe kommen lässt, fehlt. Die plötzliche Nähe in der Partnerschaft wird in diesen Tagen nur schwer bewältigt, der Organismus ist energielos und bricht zusammen.

Spätestens im Alter von 40 Jahren hat dieser Daueralarm im Körper seine Spuren hinterlassen. Dazu kommen zu den alltäglich aufkommenden Ängsten noch die Sinnfrage. In den späteren Lebensjahren kommt dann die Frage nach dem „Wie“ der letzten Lebensjahre hinzu, sowie die Angst vor Krankheit und Tod. Wer sich in seinem Leben nur über die Arbeit definiert hat, erliegt dieser Hilflosigkeit und Verzweiflung und die Pensionierung birgt die Gefahr der Erkrankung.

Tatsache ist, dass auch der Erwachsene in der Lage ist, in jeder Lebensphase aus einer erlernten Hilflosigkeit auszubrechen. Leben Sie Ihr Leben authentisch. Das bedeutet, dass Sie das Leben mit den eigenen Zielen und die Ziele wiederum mit den eigenen Fähigkeiten in Einklang bringen sollten. Laufen Sie nicht den unerfüllten und unerfüllbaren Sehnsüchten hinterher.

Die Anerkennung und die eigene Wertschätzung helfen, die Liebe zu sich selbst zu finden. Selbstliebe ist die Triebfeder des Lebens. Das Umgehen mit und das Reagieren auf Angst ist ein wichtiger Schritt zur Stabilisierung und ein Loslösen von der sozialen Programmierung. Eingefahrene Denkmuster lassen sich lösen.

Warum fühlen sich Menschen erschöpft?

Zum klassischen Ablauf einer Stressreaktion gehört, dass wir uns nach der Bewältigung einer Krise erholen können. Fallen die Erholungsphasen durch eine dauerhafte Belastung zu knapp aus oder fallen gänzlich weg, nimmt der Mensch Schaden.

Denn dann bleibt der Cortisolspiegel im Blut hoch, der Körper schaltet auf Daueralarm: wir fühlen uns wie von „Raubtieren“ oder übelwollenden Mitmenschen, umzingelt. Wir haben Attacken abzuwehren, müssen unsere Kräfte sammeln, um klare Botschaften, Antworten, Formulierungen an unsere Umwelt (Partner, Vorgesetzen, Kollegenschaft) zu senden.

Nach einer gewonnenen Auseinandersetzung könnte jetzt die Stressreaktion abgeschlossen sein und eine Entspannungsphase eintreten. Nur der Mensch bleibt auf der Hut, denn die nächste Attacke folgt unvermittelt. Dadurch ist diese Entspannungsphase zu kurz oder gar nicht mehr vorhanden.

Energielosigkeit oder das Burnout-Syndrom

Eine zentrale Aufgabe des Organismus stellt eben die Bewältigung von Spannungszuständen dar. Gelingt die Spannungsbewältigung, hat das gesundheitserhaltende und gesundheitsfördernde Wirkung.

Gelingt die Spannungsbewältigung nicht, entstehen Belastungsfolgen. Beobachten wir uns doch selbst: wie verhalten wir uns bei einem Adrenalinstoß oder in einer Angstsituation, wenn der Puls rast, der Magen krampft, die Hände kalt und feucht sind? Was geschieht mit der Kraft und den Gefühlen nach einer verlorenen Attacke? Hinunterschlucken? Woanders ablassen?

Anforderungen sind seit Menschengedenken ganz normal. Als Vorreiter eines Systemcrashs unserer Arbeitswelt zeigt es sich jedoch, dass die ständige Reaktionsbereitschaft des heutigen Menschen psychosomatische Beschwerden wie zum Beispiel Magen- und Darmbeschwerden, Schwächung des Immunsystems, in der Folge Anfälligkeit für Infektionen, Schlafstörungen, Migräne, Zyklusstörungen und Störungen der Sexualität, Bluthochdruck oder Cholesterinerhöhung hervorrufen kann. Durch die ständige Anspannung und Energielosigkeit kommt es zu Verspannungen der Muskulatur, zu Spannungskopfschmerzen, Fehlhaltungen der Wirbelsäule und dadurch zu Rückenbeschwerden.

Nach einiger Zeit ist dieser Mensch so erschöpft, dass sein „Überlebensreflex“ nicht mehr funktioniert. Der Mensch wird unausgeglichen, unsicher, unzufrieden, ängstlich, nervös, unkonzentriert, vergesslich, aggressiv, depressiv. Der gestresste Mensch will vergessen und entflieht oft mit Alkohol oder anderen Drogen der Realität. Durch die nicht mehr vorhandene Genussfähigkeit verwandelt sich Genuss in Sucht. Sucht potenziert Druck.

Die Belastbarkeit von Körper, Geist und Psyche nimmt rasant ab. Der Mensch wird durch sein Verhalten zum Patienten und erhält vom „Gesundheitssystem" die Diagnose Burnout „verpasst". Ab diesem Moment setzt sich für diesen Menschen ein System in Bewegung. Die Gesundheits- und Wellnessindustrie tritt auf den Plan. Gerade die Ausgliederung aus der Arbeitswelt sowie die Verordnung von Ruhe und Entspannung machen die Situation für diesen Menschen noch viel schlimmer. Durch diese Diagnose erhält er von der Gesellschaft das Siegel für seine Unfähigkeit. Als Patient wird er aus dem Arbeitsprozess und Alltagsleben ausgegliedert, anstatt dass er derart gestärkt wird, damit er sich wieder selbst spüren kann und für sich lernt „Nein sagen zu dürfen", um damit Grenzen zu setzen. Wichtig wäre, diesem Menschen die Kraft zu geben, damit er eine Neuorientierung im Leben anstreben kann.

Die Gesellschaft macht es sich mit dem Etikettieren sehr einfach: erst der Stress und dann das Burnout. Den wahren Problemen muss sich die Gesellschaft dadurch erst gar nicht stellen.

Ressourcenaktivierung

Erwin Ringel schreibt 1983, dass sich die gesellschaftlichen Verhältnisse in den seelischen und psychosomatischen Krankheitsbildern der Menschen widerspiegeln. „Sie sind auch das Ergebnis mißglückter Versuche des Individuums, mit den ihm vorgegebenen sozialen Bedingungen fertig zu werden“. Befindlichkeitsstörungen und Krankheit werden von Menschen eben individuell empfunden und erlebt. Wie schaffen es Menschen, trotz widriger Umstände, nicht krank zu werden?

Nach dem Gesundheitsmodell der Salutogenese (Gesundheitsentstehung) des Medizinsoziologen und Stressforschers Aaron Antonovsky (1923 - 1994) befindet sich der Mensch auf einem Kontinuum zwischen Krankheit und Gesundheit. Jeder Mensch hat nach diesem Modell gesunde und kranke Anteile in sich. Es entscheidet das subjektive Wohlbefinden. Das Konzept der Salutogenese besagt, dass Gesundheit nicht als Zustand, sondern als Prozess zu werten ist. Krankheit gilt als Warnsignal des Körpers. Die genaue Art der Störung interessiert dabei nicht. Antonovsky prägte den Begriff Zusammenbruch (breakdown) des Organismus.

Das Gehirn gilt als Überlebensorgan, welches darauf spezialisiert ist, auf die sich verändernde Umwelt zu reagieren. Die Aufgabe des Gehirns ist es für das Wohlbefinden von Körper und Geist zu sorgen. Jeder Mensch trägt diese wichtigsten Ressourcen in sich.

Aus neurowissenschaftlicher Sicht wird der psychische Apparat als Wissensspeicher definiert. Er sammelt Erfahrungen und mit diesem Wissen, das zur Verhaltenssteuerung eingesetzt wird, sollte er das Wohlbefinden des Menschen sichern. Das Selbstmanagement jedes Einzelnen besteht jetzt darin, diese Fähigkeiten zu finden und umzusetzen. Jedes menschliche Gehirn besitzt das Potential zur Gesundheit und Heilung.

Zusammenfassend bedeutet es, dass jeder Mensch sein eigener Heiler ist.

Krankheiten können völlig unerwartet auftreten und für die Menschen eine komplett neue Lebenssituation schaffen. Abhängig von der Persönlichkeit und dem sozialen Umfeld, sowie den Ressourcen jedes Einzelnen, kann mit einer Lebensveränderung unterschiedlich umgegangen werden. Anstatt der Bekämpfung krankmachender Einflüsse wird nach dem Modell der Salutogenese auf die Stärkung von Ressourcen gesetzt. Das Kohärenzgefühl (sense of coherence) bezeichnet die Fähigkeit der Menschen, die vorhandenen Ressourcen verfügbar zu machen und widerstandsfähig gegenüber Gesundheitsstörungen zu bleiben.

„Der einzige Fehler einer Person ist, ihre Möglichkeiten nicht auszuleben“

Abraham Maslow

5. Schwingungen prägen unser Leben

Wie der Mensch denkt, so ist er

Jeder Gedanke, der in uns entsteht, egal ob er angenehm, unangenehm, schwach oder stark ist, verursacht in uns Schwingungen. Schwingungen nicht nur in uns selbst, sondern überall dort, wo die Gedankenwellen ankommen. Wir beeinflussen mit unseren Gedanken nicht nur die anderen Menschen, sondern die Gedanken greifen uns selbst, kurzfristig oder auf Dauer, an.

Ich habe immer gewusst, dass das Leben das umfassende Bewusstsein ist und das Sein durchtränkt und erfüllt. Ich habe auch gewusst, dass wir ein Bewusstsein haben und ein Unbewusstes. Nur fehlten mir die Beweise dafür, dass dieses Unbewusste schwerwiegende Dinge erzeugen und uns beeinflussen kann. Und ich habe in jungen Jahren außer Acht gelassen, dass das Leben eine fließende, wirksame Energie ist: Wird ein Aspekt dieser Energie nicht zugelassen, so entsteht ein Stau. Auf der einen Seite Druck, auf der anderen Seite Mangel.

Es sei mir anhand einer Metapher erlaubt, diese Auswirkungen zu beschreiben: Wenn man bei einem Auto mit angezogenen Bremsen am Stand Vollgas gibt, entsteht durch die aufgestaute Energie extreme Reibung und Abnützung der Bremsen bis hin zu einem schweren Motorschaden, an Stelle einer Umsetzung der Energie in die ungebremste Umdrehung. Wo Energie nicht fließen kann, wo sie aufgestaut wird, entstehen Reibung und Hitze. Energie geht nicht einfach nur verloren oder löst sich auf, wenn sie auf Widerstand stößt, ganz im Gegenteil: sie wirkt zerstörerisch. Das ist ganz einfach eines der physikalischen Grundgesetze, die im belebten Körper genauso wirksam sind wie im unbelebten Gegenstand.

Diese Frage hat mich eigentlich immer schon beschäftigt: wie kann man diesen Zustand unterbrechen, diesen Druck herausnehmen und die Bremsen lösen?

Behandlung versus Therapie, Regulation und Heilung

Einige Begrifflichkeiten

Harmonie ist ein Zustand der Ausgewogenheit und der Ausgeglichenheit, ohne größerer Konflikte, und ist gleich dem friedlichen Zustand, der als wohltuend empfunden wird.

Gesundheit ist erwünscht, Krankheit unerwünscht. Durch Krankheit wird der Organismus aus dem Gleichgewicht gebracht.

Die WHO (Weltgesundheitsorganisation) versteht in ihrer Definition aus dem Jahre 1948 unter Gesundheit nicht allein das frei sein von Krankheit und Behinderung, sondern bezeichnet Gesundheit ebenso als einen Zustand von vollkommenen physischem, sozialem und geistigem Wohlbefinden.

Sich des bestmöglichsten Gesundheitszustands zu erfreuen, ist in dieser Definition ein Grundrecht jedes Menschen.

Gesundheit und Krankheit sind Phänomene der persönlichen Befindlichkeit. Gesundheit ist nicht messbar, sie versteht sich als ein Zustand der Übereinstimmung mit sich selbst. Gesundheit ist kein einmal erreichter Zustand, sondern eine lebenslange, täglich neu aufzubauende Balance für Körper, Geist und Seele.

Homöostase bezeichnet die koordinierten und weitgehend automatischen physiologischen Reaktionen, die erforderlich sind, um in einem lebenden Organismus stabile innere Zustände hervorzurufen. Körperliche Zustände als gesund und normal oder abweichend und pathologisch zu betrachten, ist nicht abhängig von einem medizinischen Konzept. Gesundheit bedeutet, dass sich der Körper in Homöostase befindet.

Seelische Gesundheit: Es ist bekannt, dass wir auf unserem Lebensweg viel Disharmonie und vielen Dingen begegnen, die zu erklären wir nicht im Stande sind. Seelische Gesundheit zeigt im Wesentlichen die Kompetenz des Menschen auf, ein Gleichgewicht zwischen inneren Bedürfnissen und äußeren Anforderungen herstellen zu können.

Heilung: Unter Regulation und Heilung versteht man die Wiederherstellung des in Ungleichgewicht geratenen Organismus. Die Fähigkeit der Regulation hängt von der Schwere der Krankheit und der Effektivität des Regulationssystems ab. Heilung umfasst den

Prozess der Genesung, ebenso den Zustand vor und nach einer Erkrankung.

Therapeutik hatte ursprünglich die Harmonisierung eines entgleisten „Säftegleichgewichts" im Organismus zum Ziel, oder mit anderen Worten: Einen unerwünschten Zustand durch Therapie wieder in einen erwünschten Zustand zu bringen.

Alle Menschen, die Wert darauflegen, dass ihr Organismus sich selbst regulieren und regenerieren kann, benötigen eine regulative Therapie, die sie in einen Zustand der Harmonie versetzen und dadurch Heilung bewirken kann. Für mich bedeutet es, dass ich eine Methodik anwende, bei der ich den Menschen in seiner Gesamtheit betrachte. Ein wichtiger Teil der Therapie ist die Kommunikation zwischen mir als Therapeut und den Patienten. Die Therapie beruht auf direkten oder indirekten Einwirkungen des Therapeuten auf den Menschen. Sie trägt dazu bei, den subjektiven Bedürfnissen der Patienten gerecht zu werden und den Patienten gleichzeitig die Kraft zu geben, die Selbstheilungskräfte aktivieren zu können.

Wenn wir uns klar darüber sind, dass sich der menschliche Körper aus Zellen, Geweben, Organen und Organsystemen aufbaut, welche je nach Lage und Funktion die verschiedensten Aufgaben zu erfüllen haben, können wir uns nur allzu gut vorstellen, dass wir mit diesen Organsystemen, die ja unser Leben überhaupt erst ermöglichen, immer in Harmonie leben sollten.

Oftmals ist es so, dass ein Patient über einen Zustand klagt oder über seine Befindlichkeitsstörungen etwas kundtut, was in den

Augen beziehungsweise mit den Methoden der Schulmedizin nicht erklärbar ist. Für mich aber genügt als Nachweis das, was der Patient mir erzählt. Der Patient fühlt sich durch irgendetwas irritiert und aus dem Gleichgewicht gebracht, obwohl es keine Diagnose dafür gibt, da es mit den herkömmlichen Untersuchungsmethoden und Apparaturen nicht nachweisbar scheint. Der Patient sucht und erwartet von mir Hilfe. So ist für mich die Darstellung der Beschwerden durch den Patienten selbst von größter Bedeutung.

Aus diesem Grund braucht es Ärzte, die den Menschen als Einheit betrachten, die den Menschen mit all den Ängsten, Störungen und Befindlichkeiten sehen, keine „Organärzte", die nur ein einzelnes Organ wahrnehmen. Die Traditionell Chinesische Medizin (TCM) wendet die regulativen Therapien schon seit mehr als 2500 Jahren an.

Behandlung steht für mich als Bezeichnung für alle Maßnahmen, Krankheiten positiv zu beeinflussen. Die Einnahme von Medikamenten steht ganz oben. Für den erkrankten Menschen sind die Nebenwirkungen und Wechselwirkungen, hervorgerufen durch ständig einzunehmende Medikamente, ein massiver Eingriff. Durch die Nebenwirkungen und Kontraindikationen werden den Patienten oft mehr Belastungen zugemutet als der Benefit der Behandlung sein kann.

Im Laufe eines Lebens hat jeder Mensch bereits zu Schmerzmittel gegriffen. Direkt aus der Apotheke, aus dem Internet oder vom Arzt verordnet. Die Erwartung ist immer die gleiche: Ein rasch wirksames Medikament gegen Kopfschmerzen, Gelenksschmerzen oder Kreuzschmerzen vorzufinden. Jedoch: all diese Mittel wirken hauptsächlich symptomatisch. Der Schmerz ist vorübergehend verschwunden, aber in vielen Fällen nicht die Ursache.

Alle erwünschten und unerwünschten Wirkungen können im Körper auf Dauer Blockaden erzeugen, egal, wofür die Medikamente verabreicht werden. Ob gegen Schmerz, für das Herz, die Lunge, den Darm oder Magen. Blockaden aber verhindern den harmonischen Fluss der Lebensenergie, des Qi der TCM, und es kommt zu massiven Stauungen in den Energiebahnen, den Meridianen. Diese Blockaden verhindern die Harmonie in unserem Körper und stören unseren gesamten Organismus.

Warum? Es ist eine Tatsache, dass der Mensch unterschiedliche Charaktereigenschaften besitzt. Er kann sensibel, sehr sensibel oder übersensibel auf Eingriffe in seinen Organismus reagieren. Der Faktor „sensibel" schlägt sich positiv oder negativ auf die Behandlung nieder. Medikamente wirken bei jeden Menschen nach seiner seelischen und/ oder geistigen Verfassung unterschiedlich. Die Compliance der Einnahme der Medikamente hängt vom behandelnden Arzt ab: Wie bietet er dem Patienten die Medikamente an. Agiert er oberflächlich, ohne Erklärungen und Informationen, reagiert der Patient entsprechend mit Nebenwirkungen und auftretenden Kontraindikationen, die aus der Unzufriedenheit des Patienten mit der Behandlung resultieren können. Daraus ergibt sich die Tatsache, dass medizinische Aufklärung durch den Arzt von eminenter Wichtigkeit ist. Für den Arzt, für den Hilfesuchenden und für den Erfolg der Behandlung. Es stellt den ersten Schritt zur Heilung dar. Aufklärung ist das Zauberwort für die größten Erfolge des Arztes bei den Hilfesuchenden und erspart Energie und Mühsal, ist Betreuung und Zuwendung auf Augenhöhe und reduziert die Misserfolge. Wenn der Arzt die Sprache des Patienten spricht, wenn der Zeitfaktor keine Hemmschwelle darstellt, wird der Arzt zufriedene Patienten vor sich haben.

Zusammenfassend: Behandlung allein führt nicht zur Heilung. Aufgrund von möglichen Kontraindikationen und Nebenwirkungen stellt eine Behandlung demgemäß einen massiven Eingriff in das Leben des erkrankten Menschen dar. Denn kein Mensch bleibt auf Dauer von Nebenwirkungen verschont, wenn er gezwungen ist, täglich Tabletten einzunehmen. Somit ist meines Erachtens die Medikamentisierung mit einer großen Anzahl von Tabletten auf jeden Fall eine Art „Misshandlung“ des Patienten.

Was bedeutet für mich dieser Begriff in diesem Zusammenhang? „Misshandlung“ bedeutet für mich, dass die Harmonie der Organsysteme nicht mehr vorhanden sein kann. Der Mensch wird durch die täglich wiederkehrende Medikamentisierung in seiner Gesamtheit gestört, die Organe, die Psyche und der Geist werden in Mitleidenschaft gezogen. Der menschliche Organismus ist mehr als nur die Summe seiner Organe! Er ist ein einheitliches Ganzes, das sich nicht trennen lässt.

Unser Rucksack, die „Wiener Schneekugel" und die Selbsterkenntnis

Durch das Unbewusste entstehen Gedanken, die uns ständig beschäftigen. Diese Gedanken zu verarbeiten benötigt Kraft. Je heftiger in einem Menschen Erinnerungen hochkommen, desto schwerer ist die Verarbeitung. Solange wir sie nicht bearbeiten können, erzeugen sie in uns psychische und seelische Belastungen. Wir spüren sie ständig. Wir können sie nicht ignorieren, denn sie positionieren sich dort, wo wir sie nicht ausschalten können.

Stellen Sie sich folgendes Bild vor: Wir tragen unsere Erinnerungen (das Unbewusste) als Rucksack mit uns. Die unbearbeiteten Gedanken machen die Schwere des Rucksacks aus. Das symbolische Gewicht des Rucksacks, den jeder Mensch mit sich trägt- sein Leben, seine „Patina"- sollte gerade so viel Gewicht haben, dass der Mensch mit seiner Last noch aufrecht gehen kann. Entsteht eine Mehrbelastung, ist der aufrechte Gang nicht mehr möglich. Die zu große Last verändert die Sicht auf die Welt. Das bedeutet nichts anderes als dass wir es nicht geschafft haben, Probleme in Aufgaben zu transformieren. Dadurch haben sich diese Probleme in unlösbare Zustände verwandelt. Durch die chronische Verschiebung dieser Probleme leiden wir und haben Schwierigkeiten, Lösungen zu finden.

So ist der Mensch. Er übernimmt und verarbeitet nur einen Bruchteil von den Bildern, die er mit seinen Sinnesorganen aufnimmt. Den Hauptanteil verwahrt er in seinem Rucksack (dem Unbewussten).

Und so kann man sich das Aufbewahren vorstellen: besteht kein Gleichgewicht zwischen Aufnehmen und Verarbeiten, füllt sich der Rucksack mit vielen Dingen, vielen Ungereimtheiten, die uns ins seelisch- geistige Chaos führen. Die Menge an oft banalen Gedanken, die sich zu ernsthaften Problemen entwickeln können, erzeugen in uns schwere psychische Irritationen und können sich zu Neurosen weiterentwickeln.

„Es ist nicht so sehr die Art von Mensch, die man ist, sondern die Art der Situation, in der man sich befindet, die bestimmt, wie man sich verhält“

Stanley Milgram

Noch ein anderes Beispiel kann diese Situation veranschaulichen: die „Wiener Schneekugel“:

In einer kleinen Glaskugel, die mit Wasser gefüllt ist und in der sich außerdem kleine Partikel befinden, die beim Schütteln aufwirbeln und sich wie Schnee langsam wieder setzen, stehen zwei Elefanten. Die beiden Elefanten symbolisieren Menschen. Durch das Schütteln, welches die erlebten Ereignisse symbolisieren soll, wird das Schneegestöber erzeugt. Nach einer Phase der Ruhe lässt das Schneegestöber nach und der Schnee fällt und bleibt als Bodensatz liegen. Teilweise auf den Rücken der Elefanten, vergleichbar mit unserem Rucksack, teilweise auf dem Boden. Dieser Bodensatz bedeutet die Aufnahme von Bildern durch unsere Sinnesorgane. Diese Bilder sind ständig vorhanden und haben größte Macht, unser Leben zu verändern. Ein unbedachtes Wort, eine Geste kann dieses Sediment aufwirbeln und als Last auf dem Rücken der Elefanten landen. (vergleichbar mit unserem zuvor beschriebenen Rucksack). Durch dieses Schneegestöber erfährt man viele Parallelebenen, die sich in uns befinden. Diese Erfahrungen können in uns unterschiedlich leichte oder schwere Reaktionen, wie Weinen, Lachen, Frustration, Aggression, Depression, Schlafstörungen oder Ess- Störungen erzeugen.

Was will uns dieses symbolische Beispiel mit der Schneekugel sagen?

Das Schütteln symbolisiert Ereignisse, wie Hochzeit, Tod, Trauerfeiern, Familienfeiern, Urlaube und erinnert uns an Dinge, die wir im Leben erfahren haben und die uns stören oder die uns Energie kosten. Was braucht der Mensch, damit er diese Ereignisse verarbeiten oder ablegen kann, so, dass sie im Leben keine Belastungen für ihn darstellen?

Die Überzeugung, dass jeder an seiner Selbsterkenntnis zu arbeiten hat!

Die Selbsterkenntnis hat die Aufgabe, dass ich mich als Person erkenne, wo ich mich befinde und wo ich mich in der Gesellschaft positionieren kann, beziehungsweise wo ich überhaupt positioniert bin. Diese Erkenntnis, die ich erlange, benötige ich, damit ich meinen Weg weiter gehen kann. Ich erfahre, was ich brauche und was ich sortieren kann. Sortieren heißt, ich beginne mich selbst zu beherrschen. Auf dieser Beherrschungsebene erkenne ich die Bedeutung des Rucksacks: wie wichtig sind die Inhalte, welche sind besonders wichtig und welche muss ich bearbeiten? Ich entdecke, dass ich Aufgaben habe, keine Probleme. Somit stelle ich die Balance zwischen meinem Ich und meinem Selbst her und sie werden zu einer Einheit. Mein Gang wird aufrecht und die Sicht auf die Welt klar.

Solange wir keine Bestätigung von unserem Selbst erhalten, entsteht bei Emotionen oder beim Treffen von schweren Entscheidungen in uns aggressives oder depressives Verhalten.

Je weiter das Selbst vom Ich entfernt ist, desto schwieriger ist es, einen harmonischen, psychischen und seelischen Zustand zu erreichen. Durch direkte, persönliche und sinnvolle Gespräche erlangt die Person, die mit dem schweren Rucksack unterwegs ist, eine gewisse Sicht auf die Dinge, die sie als Last mit sich herumträgt. Dadurch ist der Mensch in der Lage, seinen Zustand zu erkennen und zu versuchen, für sich Lösungen zu finden.

Abbild des Lebens

„Nichts ist für mich mehr Abbild der Welt und des Lebens als der Baum. Vor ihm würde ich täglich nachdenken, vor ihm und über ihn“

Christian Morgenstern

Die Pflanze besitzt Chlorophyll, der Mensch Blut als Lebenssaft. Die Pflanze wird aus Samen aufgezogen. Die Voraussetzung für das Wachstum der Pflanze ist das Klima, die Erde, das Wasser, Dünger, Luft und Sonne. Die Entwicklung ist abhängig von guter Pflege und Nährstoffen.

Ein Baum beginnt zu wachsen. Die Wurzeln werden in einer gesunden Erde gestärkt und der Baum entwickelt sich, wird kräftig, ist widerstandsfähig und kann Stürmen standhalten. Der Mensch ist vergleichbar mit einem Baum. Ein Mensch kommt auf die Welt. Seine Entwicklung ist abhängig von der Umgebung, der empfangenen Wärme, von Gefühlen und Liebe. Der Mensch bekommt durch die entgegengebrachte Zuwendung Kraft, das Fundament, kann sich entwickeln und verwurzeln. Die Wurzeln und das Fundament bilden die innere Erziehung, abhängig von der Programmierung. Von wem wurden wir erzogen? Wie war die Planung unseres Lebens von Anbeginn? Ist der Mensch erwünscht in diese Welt gekommen? Wurde der Mensch als Baum am richtigen Platz verpflanzt, oder hat die Zeit, der Ort oder der Umstand nicht gepasst? Wurde das Wachstum mit Freude begleitet oder wurde der Mensch in ein Korsett seines eigenen Selbst eingeschlossen?

Jeder Mensch benötigt in seinem Leben Stabilität. Zu welchem Typ Mensch ist jemand zu rechnen? Wie wirkt die Außenwelt auf den Menschen? Wie werden die Einflüsse, die von den unterschiedlichen Menschen herangetragen werden, verarbeitet? Der Baum als Symbol dient als Projektion für unsere Ängste, Wünsche und Sehnsüchte.

So die Voraussetzungen und das Milieu für eine gesunde Entwicklung gegeben sind, können Stürme aufkommen und der Stamm kann ihnen widerstehen. Die äußere Stärke korreliert mit der inneren Stärke

Die Voraussetzungen für das Wachstum zeigen beim Menschen, wie auch beim Baum unterschiedliche Verarbeitungsmöglichkeiten und Entwicklungen auf:

1. Dieser Menschtyp wächst heran, jedoch die Wurzeln werden nicht ausreichend ernährt. Die Erfolge im Leben sind nicht so, wie er sich diese vorgestellt hat oder wie die Anderen das von ihm erwarten. Das Leben wird entsprechend eingeschränkt. Wünsche werden wichtig. Da sich der Mensch diese Wünsche nicht erfüllen kann, entsteht eine Störung zwischen dem „Wunsch haben“ und dem „Wunsch wird nicht erfüllt, dem Nicht haben können“. Daraus entwickelt sich, bei nicht ausreichender Kontrolle, der fehlenden Vernunft, die unstillbare Sehnsucht und folglich Frustration. Die

geistige und seelische Entwicklung wird dadurch eingeschränkt. Im Laufe des Lebens entstehen durch diese Einschränkungen Fehlverhalten und psychopathische Reaktionen. Der Aufbau einer virtuellen Welt ist die Folge. Die Welt dieses Menschen ist nicht mehr die reale Welt.

2. Dieser Menschtyp und der Baum entwickeln sich optisch prächtig. Auf Grund der Fähigkeit des Menschen, die soziale Programmierung harmonisch in das Leben einbinden zu können, hat er sich ein System aufgebaut, dass er (trotz) vieler Unfähigkeiten, gute Leistungen zu erbringen in der Lage ist. Dieser Baum hat viele grüne Blätter, sieht gesund aus, bringt jedoch keine Früchte hervor.

3. Dieser Menschtyp wiederum lebt mit sich in Harmonie. Er entwickelt sich natürlich, ist zielstrebig, blockiert sich nicht mit seinem inneren Selbst (das Ich und das Selbst arbeiten ergänzend, das Selbst ergänzt das Ich). Die Fehlleistungen und Exazerbationen, die durch das Ich entstehen können (emotionale Handlungen und Affekthandlungen erzeugende Faktoren) werden regelmäßig durch die Vernunft, durch das Selbst kontrolliert. Das Agieren des Selbst bedeutet, dass alle Sinnesorgane eingesetzt werden, um eine Entscheidung zu treffen. Die Entscheidungen sind ausgewogen. Dieser Baum wirkt gesund, hat grüne Blätter und trägt Früchte.

Für alle Menschen gilt: Ist der Mensch, eingeschlossen in seinem Selbst bedeutet es für ihn gleichsam, dass das Selbst nicht das Ich kontrolliert und die gesetzten Handlungen willkürlich werden.

Eine Ich-betonte Persönlichkeit hat den Tyrannen in sich und zerstört sich damit selbst. Das Ich reagiert durch das Benützen nur **eines** Sinnesorgans unkontrolliert, es entsteht eine Affekthandlung. Indem der Mensch nur etwas sieht oder nur etwas hört, ohne Verwendung der anderen Sinnesorgane, handelt er spontan emotional. Die meisten Menschen, die nach einer Affekthandlung nach ihren Motiven und Gedanken im Moment der Tat gefragt werden, beantworten diese Frage mit einem einfachen: Nichts.

„Erst Selbstaufgabe und Vereinigung lässt aus dem Samenkorn eine Pflanze wachsen. Der Samen vereint sich mit der Erde und löst sich vollständig in ihr auf. Seine äußere Form verschwindet und sein wahres Wesen kann sich entfalten und aus der dunklen Erde zum Licht emporsprießen."

Rumi

Das Geheimnis unseres Wohnzimmers

Wir Menschen haben verschiedene Möglichkeiten, unser Leben zu erleben. Dieses Erleben hat natürlich mit unserem Denken und Handeln zu tun. Die Beeinflussung unserer Gedanken und Gefühle entwickelt und kompliziert sich durch unser Unbewusstes.

Das Unbewusste ist unser „Wohnzimmer", in dem all die Informationen gespeichert sind. Das Unbewusste bedeutet für mich die Summe unserer Erlebnisse und Bilder, die wir durch unsere Sinnesorgane aufnehmen. Solange uns diese gespeicherten Informationen nicht belasten, bezeichne ich sie, wie in der Geschichte der Schneekugel bereits erklärt, als unseren Bodensatz. Bleibt der Bodensatz liegen und wird nicht hochgewirbelt, erzeugt er in uns keine Irritationen. Diesen Zustand nenne ich auch die „stillen aktiven Gedanken", die jede Sekunde ausbrechen können.

Zurück zu unserem Wohnzimmer: Wir betreten unsere Wohnung und verharren im Vorzimmer. Warum? Unser Wohnzimmer ist nicht ausreichend beleuchtet! Durch unsere Ängste, Verdrängungen und Verletzungen und nicht gelebten Anteile fehlt uns das Licht der Erkenntnis und Selbstfindung.

Die Angst, die in uns wohnt hindert uns am Betreten des Wohnzimmers! Unser Unbewusstes ist immer in Aufruhr und erzeugt einen Zustand der Instabilität. Unsere Gefühle und Gedanken befinden sich in Alarmzustand und dadurch können sie nicht sedimentieren, da die

Ressourcen für den Verarbeitungsprozess im Moment nicht vorhanden sind.

Erreichen wir den Zustand der Erkenntnis und des Lichts, haben wir den Zugriff zu unserem Unbewussten und schaffen eine Balance zwischen Vernunft und Emotion. Dieser Zustand wiederum erzeugt in uns Neugierde, dieses Wohnzimmer doch einmal zu betreten. Wir wünschen uns, diesen symbolischen Gegenständen, die in unserem Kopf sind, zu begegnen und sie zu spüren. Die Entdeckung kann eine gewisse Beruhigung erzeugen und uns zu Entscheidungen führen. Wir entscheiden nicht mehr von unserem Vorzimmer aus, wir können uns das Wohnzimmer aneignen. Wir beginnen zu analysieren. Die Quintessenz ist, dass das Wohnzimmer aus fünf Bereichen besteht, die unsere Sinnesorgane symbolisieren. (Sehen, Hören, Riechen, Fühlen, Schmecken). Unsere Sinnesorgane sind hellwach. Wir sind plötzlich in der Lage, unser Wohnzimmer aufzuräumen. Der Inhalt wird sortiert. Es sind keine Möbel, die wir hier verschieben, sondern Menschen, Ereignisse, Verletzungen, Freuden. Gefühlsbetontes Leben erfahren wir durch und mit Menschen. Die Stabilität unserer Sinnesorgane bedeutet immer Entdeckung. Scheuklappen-Denken verursacht in uns ein Defizit an Informationen. Dadurch entstehen erneut Ängste. Wir können weder kreativ noch liebevoll mit uns umgehen.

Durch jede Entdeckung erweitert sich unser Spektrum. Das erzeugt in uns Mut zur Analyse und ermöglicht uns, Entscheidungen zu treffen. Durch die Entdeckung vom Erleben unseres Wohnzimmers (unserem Unbewussten) finden wir Lösungen und leben nicht mehr in einer virtuellen Welt. Wir betreten unser Wohnzimmer und nehmen es für uns ein. Wir haben das Licht der Erkenntnis in der Hand und beleuchten jene Gegenstände, die von uns zu beleuchten als notwendig erachtet werden.

Nur der einzelne Mensch kann für sich erkennen, welche Probleme ihn plagen. Kein Psychiater, Psychologe oder Psychotherapeut kann für ihn das Licht tragen, er kann nur den Weg dorthin weisen! Durch den Lichtschein, den er vor sich trägt, entdeckt der Mensch die Gegenstände, die für ihn von Bedeutung sind und kann dadurch seine Heilung erkennen. Das Licht der Erkenntnis hilft dem Einzelnen zu erfahren, wo die Schwierigkeiten liegen und wer den Weg ins Wohnzimmer versperrt hält. Welche Person behindert mich? Wer reduziert meine Wohnfläche, was so viel bedeutet wie: Ich kann mich nicht entwickeln! Durch diese Entdeckung erfahren wir konkret, was uns stört. Wenn wir das Licht auf einzelne Gegenstände richten (dabei haben wir das Gefühl, dass wir richtig handeln und Entscheidungen treffen), erkennen wir, wer uns Energie nimmt, wer uns in unserer Entwicklung hindert oder wer uns Energie gibt.

Ich habe mein Wohnzimmer erreicht.

Das bedeutet, dass ich durch die achtsame Betreuung meiner Person die Ehrlichkeit zu mir selbst gewonnen habe. Meine Ängste reduzieren sich, sobald ich meine relative Wahrheit äußern kann. Durch die Fülle von Informationen (65.000 Eindrücke, die wir bewusst und unbewusst täglich wahrnehmen) kann jeder Mensch Störungen entwickeln und das psychische Gleichgewicht gerät ins Wanken.

Sämtliche Impulse, die wir verarbeiten sollten, erzeugen in uns einen Gemütszustand, der abhängig ist von unserer Ausgeglichenheit. Die Bilder, die unsere Sinnesorgane erzeugen und deren Verarbeitung hängt von unserem Energiezustand ab. Diese Bilder beinhalten auch störende, irritierende, disharmonische Ereignisse. Was passiert mit diesen Gedanken in uns?

Die bewussten Gedanken machen nicht einmal einen Bruchteil der Gedanken aus. Wir reflektieren jene Dinge, die wir im unbewussten Zustand erlebt haben, in den sogenannten Ruhephasen. Besitzen wir genügend Energie fühlen wir uns austariert, zufrieden, ausgeglichen und machen Konflikte und Probleme, die wir lösen können und wollen, zu Aufgaben. Fehlt uns die Energie, erzeugen wir komplizierte, unlösbare Zustände und geraten ins Chaos. Es fehlen uns Lösungen und die Kraft für Erledigungen. Dieses Chaos lässt uns in die Krise schlittern.

Aus jeder Krise heraus kann wiederum etwas Neues entstehen.

Durch die Beziehung zu den Dingen, die in unserem Unbewussten lagern, beginnen wir zu erkennen, zu sortieren, zu analysieren und zu entrümpeln. Gerade durch die Entrümpelung kommen wir zur Erkenntnis, dass wir zur inneren Ruhe gelangen und die seelische und geistige Freiheit fühlen können. Dadurch lernen wir Selbstbeherrschung. Die Mischung zwischen Emotionen und Vernunft sollte meiner Gefühlswelt angepasst sein. (wie Yin-Yang).

Die Konsequenzen, die aus der Annäherung zum Selbst resultieren, sind unterschiedlichster Natur. Was kann man erwarten?

Durch die starre Situation und die Blockaden von einst haben sich Gewohnheiten, Besitzansprüche, Verknechtung und Sturheit eingeschlichen. Bei der Entrümpelung entdecken wir Dinge, die in uns eine Krise auslösen können. Die Erkenntnis, dass jeder Mensch seine Positionen ändern kann und somit in der Lage ist, Entscheidungen treffen zu können, hat enorme Auswirkungen auf das weitere Leben. Diese Entscheidungen betreffen unsere Umwelt und jene Menschen, die im Sozialleben Bedeutung haben: Partner, Freundin, Ehepartner, Freund, Chef, Schwiegermutter, Vorgesetzte. Daraus können natürlich auch Konflikte erwachsen.

Krisen sind Entscheidungen zur Veränderung. Ab dem Moment, wo ich als Person Klarheit über meine Situation erlange, kann ich kraftvoll Entscheidungen im Leben treffen und eine Weiterentwicklung in meinem Leben zulassen. Die Möglichkeit zur Entscheidung gibt Energie und Kraft und die gewisse Sicherheit, dass man für sich und die Umgebung Wege finden kann, um in der Zukunft, so weit wie möglich, ein Gleichgewicht zu erzeugen.

Krise bedeutet somit: Licht ins Dunkel zu bringen. Man darf dieses Licht jedoch nicht zur Blendung und Verblendung verwenden, um die entdeckten Tatsachen zu verschleiern. Ansonsten entsteht ein falsches Bild vom tatsächlichen Zustand und kann zu Problemen führen: Enttäuschungen, Abbau zwischenmenschlicher Beziehungen,

Entfernung von der Selbsterkenntnis. Das führt letztendlich dazu, dass sich der Mensch wieder mit den Dingen beschäftigt, die viel Energie vergeuden: Streit, Gewalt, Mobbing, Neid, Missgunst, Gier und Hass.

„Unter den Disteln am Wege zum Ziel verbirgt sich
die Blume Erfüllung“

Arabisches Sprichwort

6. Mein Weg zurück aus der Krise

Der Titel sagt schon sehr viel, weckt in mir viele Erinnerungen und versucht, mich auch gleichzeitig zu beruhigen, weil ich „wieder zurück bin".

Ich versuche mir meine damaligen Gefühle in Erinnerung zu rufen, damit diese beim Leser einen gewissen Lernprozess in Bewegung setzen. Meine Worte reflektieren meine Gefühle, die mich immer begleiten, auch die unerwünschten Emotionen, die hochkommen.

Tatsache ist: wenn man sich etwas vornimmt, wie Erinnerungen zu bearbeiten oder Handlungen zu setzen, braucht es sehr vieler Ressourcen, um den Rückblick und Umblick in der Gegenwart so zu positionieren, damit ein realer Ausgangspunkt für die Zukunft gesetzt werden kann. Da man sich selbst, bewusst oder unbewusst, gedanklich in die Nebenfahrbahn manövriert und beim Erinnern sehr viel abschweift, erarbeitet man sich die Quintessenz sehr schwer. Warum?

Weil die Verarbeitung der Gedanken, der Emotionen, Verletzungen, Veränderungen, von Glück, Unglück, Täuschung, Enttäuschung, oft falsche Bilder erzeugen, die mit den Tatsachen von damals wenig zu tun haben. Es wird uns unbewusst vermittelt, dass wir Erlebnisse heute so sehen, aber nicht, wie sie wirklich waren. Nur bei tiefen Wunden oder schmerzhaften Erfahrungen erinnert man sich leichter, nicht objektiv, aber annähernd, was uns damals beschäftigt hat, was uns damals Energie gekostet hat.

Diese Gedanken haben mich auf den Weg zu mir geführt. Ich begann in der Zeit der Krisen zu analysieren, anzunehmen und zu reflektieren und eine Synthese aus dem Erlebten von mir und meiner Person, meinem Ich, zu erzeugen. Dadurch habe ich eine These und Antithese aufgestellt. Diese Vorgangsweise hat eine enorme Bedeutung für jeden Menschen, der zu sich finden und seine Wege ebnen möchte. Denn dadurch ist eine Verarbeitung ohne Verdrängung möglich.

Kindheitsträume

Schon als Kind habe ich versucht zu erkennen, was ich gerne möchte und war damit beschäftigt das angestrebte Ziel zu erreichen. Ich war damit beschäftigt, mir Kraft zu holen, um in der Lage sein zu können, Entscheidungen zu treffen.

Diese Kraft der Kindheit habe ich mir in meinen Krisenzeiten wiederholt in Erinnerung gerufen.

Die Worte meines Vaters tragen mich bis heute und für immer durch mein Leben: „glauben“ existiert nicht, du sollst „wissen“. Du musst nicht alles wissen, du solltest die Dinge aber ernst nehmen und dich informieren“. Denken und Tun habe ich immer beherzigt. Bereits mit 14 Jahren habe ich viele Dinge erledigt, da durch mein

Denken und Handeln das „Glauben“ in meinem jungen Leben wenig Platz gehabt hat. Auf der Realitätsebene kann man sich nicht an das „Glauben“ halten, sondern muss tun. Wenn ich handle, gewinne ich wieder Energie. Daher waren auch meine Entscheidungen als Kind sehr sortiert.

Schon damals war mir bewusst, dass ich in meinem zukünftigen Leben auf kommunikativer Ebene mit Menschen zu tun haben möchte. Ich wollte den Menschen helfen und ihnen Kraft geben. Ich wollte „Hakim“ (übersetzt bedeutet Hakim so viel wie Weiser, Heilkundiger, Arzt, Philosoph) werden. Ich wusste damals schon, dass belastende Gedanken Krankheiten erzeugen. Der Begriff des „Hakims“ bedeutete für mich auch, Menschen von ihren Beschwerden und von ihren belastenden Gedanken zu befreien und dadurch heilen zu können. Daher war es von Anbeginn an mein Bestreben, Medizin zu studieren.

Aus dem Ruderboot ins Motorboot

Ohne Kenntnis der Landessprache, ohne den Bequemlichkeiten und der Geborgenheit der Familie führte mich mein Schicksal nach Europa. Aus dem wohlbehüteten Umfeld in ein fremdes Land, um meinen Traum zu verwirklichen. Auf der Universität begannen dann die Schwierigkeiten. Ich konnte den Vorlesungen auf Grund der Sprachbarriere nicht folgen, denn das was ich hörte konnte ich nicht verstehen und realisieren. Leider habe ich für Sprachen kein Talent und konnte mich selbst nicht anlügen. Meine Interessen galten und gelten nach wie vor der Naturwissenschaft. Humanistisch war ich damals nicht orientiert. Ein Stadium der Energielosigkeit und Verzweiflung umfassten mich. Ich befand mich auf hoher See in einem kleinen Ruderboot. Wie schaffe ich mit einem Ruderboot diese weite Reise, die noch vor mir lag? Und wie werde ich vom Studenten zum Hakim?

Wie ist es mir gelungen, diese Gedanken zu harmonisieren? Es fiel mir sehr schwer. Die Ängste haben mich übermannt. Der Umgang mit meinen Landsleuten war nicht dienlich, denn sie litten ähnlich wie ich. Diese Hoffnungslosigkeit brachte mich nicht weiter und ich sah in diesem Zustand keine Weiterentwicklung. Die Gefahr des Ertrinkens war sehr groß. Wir alle befanden uns in der Mitte des Ozeans. Die Zeit verging, einerseits sinnvoll genutzt, um die deutsche Sprache zu erlernen, andererseits sinnlos verstrichen, da durch das Nichtverstehen der Skripten und das Nichtverfolgen können der Vorlesungen ein Prüfungserfolg an der Universität nicht gegeben war.

Das Rudern hat mich schnell ermüdet und durch die hohen Wellen war an ein Weiterkommen nicht zu denken. Zu dieser Zeit begannen die ersten Irritationen in meiner Gesundheit. Meine Gedanken waren aufgestaut und kumuliert, Fragen warfen neue Fragen auf und ich suchte nach Antworten. Lösungen waren noch nicht in Sicht. Es entwickelten sich sehr komplizierte Denkmuster, Schuldgefühle bauten sich auf.

Mein Vater unterstützte mich von Anfang an finanziell und schickte mir regelmäßig einen großen Teil seines, für Palästina sehr hohen Gehaltes, nach Österreich. Mit dem Rest ernährte er seine große Familie. Ich hatte ein außergewöhnlich schlechtes Gewissen. Die Gedanken kreisten 24 Stunden am Tag um meine Familie und der Situation, in der ich mich in Wien befand. Ich war im Begriff, meine eigene Familie zu gründen. Als Student war ich abhängig, als zukünftiger Familienvater konnte ich die gesamte finanzielle Last nicht weiter meinem Vater aufbürden. Jetzt sah ich mich plötzlich selbst in der Rolle meines Vaters, der für seine Familie Verantwortung zu übernehmen hatte. Ich setzte mich selbst sehr unter Druck und fand keinen Ausweg aus meiner damaligen Situation. Ich stieg aus meinem kleinen Ruderboot aus.

Meine Gedanken waren folgende: nur wenn ich meinen Status ändere, kann ich mich weiterentwickeln und stabilisieren. Mein Ruderboot war zu schwach, daher stieg ich in ein neues Segelboot um und erinnerte mich an den Leitspruch meines Vaters: aktiv sein, realistisch denken und tun. Nicht reagieren, sondern agieren. Verschieben oder aufschieben ist zu unterlassen.

Ich habe mich sodann entschlossen, mein Studium zu unterbrechen und eine Ausbildung in Labordiagnostik am Allgemeinen Krankenhaus in Wien zu absolvieren. Diese Ausbildung habe ich 1966 abgeschlossen. Dank der Vorsorge durch die Absolvierung meiner Ausbildung und einer Anstellung im Allgemeinen Krankenhaus war ich ab dem Ende des Jahres 1966 in der Lage, den Lebensunterhalt für meine kleine Familie selbst zu verdienen. Mein Vater starb im Jänner 1968 mit nur 49 Jahren an einem Herzinfarkt. Der Schock saß tief. Aber er hatte mich auf alles im Leben vorbereitet.

Arbeit und Familie. Ich war noch nicht am Ziel. Es war für mich eine Zwischenstation, denn ich bin nach Österreich gekommen, um das Studium der Medizin zu absolvieren. Die Atmosphäre, die mich im Allgemeinen Krankenhaus umgab, hat mir geholfen, meinen Weg beharrlich weiter zu beschreiten. Die Routinearbeiten und die wissenschaftlichen Arbeiten an der Frauenklinik, die Unterstützung durch meine Lehrer und Professoren, sowie die Worte meines Vaters im Ohr: „Du wirst es schaffen, Du wirst Dein Ziel erreichen“ haben sehr viel dazu beigetragen.

Wertschätzende Worte geben Kraft und erzeugen das Gefühl, dass der Erfolg im Leben programmiert ist.

Trotz dieser positiven Aussichten war ich durch die intensive Arbeit und durch die Familie an die Grenzen meiner Leistungsfähigkeit angekommen. Ich war geistig, körperlich und seelisch sehr erschöpft und verzweifelt. Ohne inneren Elan. Ich hatte mein Ziel noch nicht erreicht. Wie aber konnte ich mein Ziel erreichen?

Ich musste funktionieren, ohne Rücksicht auf meine Bedürfnisse. Meine Bedürfnisse konnte ich damals nicht benennen. Ich war nicht in der Lage, meine Symptome richtig zu deuten. Es wechselten Fieberschübe, Magenbeschwerden, Darmentzündungen, Kopfschmerzen, Gewichtsverlust in schöner Reihenfolge ab. Ich befand mich in einer Phase der Erkrankung sämtlicher Organe. Ein Arztbesuch reihte sich an den nächsten: Viele Diagnosen wurden mir „umgehängt", auch eine Operation habe ich über mich ergehen lassen. Alle Ärzte haben jedoch etwas Grundlegendes ignoriert: Meine Psyche. Meine Persönlichkeit, die gekränkt war, die Ziele, die ich vor Augen hatte. All das hat mir mehr Energie gekostet, als ich geben konnte. Ich habe bei mir keine Liebe gespürt, sie wurde mir zuteil, ich war jedoch nicht in der Lage, sie zu empfangen und zu fühlen. Weder meine Familie, mein Arbeitsplatz, noch mein restliches soziales Umfeld waren daran schuld. Es war mein eigenes inneres System, die Seele, der Geist und mein Körper, die reduziert waren.

Ein Freund, ein praktischer Arzt, gab mir damals einen wertvollen Tipp: Suche einen Kollegen im Hanusch Krankenhaus auf, er wird dir helfen! Im Spital angekommen empfingt mich besagter Arzt und nach der Untersuchung sagt er folgende weisen Worte zu mir: „Zukünftiger Kollege, ich sage dir nur eins: nur du allein kannst dich heilen, dein Heilungsprozess gelingt nur durch deine geistige Stabilität". Und er erzählte mir folgende Geschichte: „Du bist wie ein Fisch, bringt man diesen Fisch in ein anderes, kälteres Gewässer, verendet er. Du vermisst die Wärme, deine Traditionen und deine Mentalität. Solange du hier in Österreich bist, musst du einen Ausgleich finden und trachten, in deine Atmosphäre immer wieder einzutauchen. Fahr nach Griechenland, in die Türkei, dorthin, wo die Oliven wachsen." Welch Glück war mir beschert, einen Arzt zu finden, der die Patienten ernst genommen hat und mit ihnen auch kommunizieren konnte!

So bin ich mit meiner Familie wiederholt nach Griechenland, in die Türkei und nach Jugoslawien in den Urlaub gefahren. Allein das Bewusstsein, dass ich nicht todkrank war und ich in der Lage war, mich selbst zu stabilisieren, hat mir wieder Kraft gegeben. Als Antwort auf diese Erkenntnis erlangte ich alsbald eine relative Symptomarmut.

Was war mit mir geschehen? Dank der Zuwendung und dem Gespräch mit dem Kollegen habe ich festgestellt, dass nicht mein Körper schwach war, sondern meine Antennen. Die Sinnesorgane waren nicht harmonisch eingestellt, sodass die Informationen, die mir meine Sinnesorgane geben sollten, nicht ausreichend waren. Vergleichbar mit einem Radio: Wenn man das Radio aufdreht und anstelle eines eingestellten Senders nur Geräusche hörbar sind. Man findet keine Sender, man hört nicht, ob es sich um Musik oder um das gesprochene Wort handelt und bleibt irritiert zurück.

Zum ersten Mal wurde mir klar, was mir wirklich fehlt. Die Medikamenteneinnahme konnte ich stark reduzieren. Ja, die Medikamente hatten gewirkt, gleichzeitig verursachten sie massive Nebenwirkungen. Es wurde mir in dieser Zeit auch bewusst, dass Nebenwirkungen besonders stark auftreten, wenn die innere Ablehnung zur Einnahme vorhanden ist.

Ich habe für mich und mein Leben ein Rezept gefunden, habe meine inneren Aggressionen abbauen können und begonnen, auf mich zu schauen und mein Inneres zu erforschen. Ich habe erfahren, was mich wirklich stört. Ich konnte mich wieder auf meine Zukunft konzentrieren und meinen weiteren Berufsweg planen. Wie bereits erwähnt, war diese Arbeit war für mich nur eine Zwischenstation.

1972, neben Arbeit und Familie nahm ich mein Studium wieder auf. Es war eine sehr schwere Zeit, zielorientiert kam ich mit meinem Segelboot näher an den Hafen heran. Die Hoffnung trug mich. Es gelang mir in der Rekordzeit von vier Jahren und 2 Monaten das Medizinstudium zu absolvieren und 1976 das Doktorat zu erlangen. Ich fuhr mit meinem Segelboot in den Hafen ein. Mein Ziel habe ich erreicht. An meinem Promotionstag war ich schwer erschöpft, nachdenklich, aber auch sehr glücklich.

Wohin wird mich nach diesem langen Kampf mein weiterer Weg führen? Ich habe Einladungen erhalten, an der Klinik zu bleiben und Ausbildungen zu absolvieren, ebenso eine Einladung von Professor Husslein, die Ausbildung zum Frauenarzt im AKH anzunehmen. Nach zehn Jahren im Labor an der Frauenklinik habe ich mich auch sehr mit diesem Fach beschäftigt. Für mich war es jedoch zu einseitig, da ich mich als einen Menschen sah und sehe, der sich in der Vielfalt besser bewegen kann als in der Einseitigkeit eines Spezialfaches. Entfaltung war und ist für mich ein wichtiges Argument der Entwicklung, um verschiedene medizinische Richtungen zu erfahren, zu aktivieren und erleben zu können.

Mein Ziel war ganz klar ein Fach zu wählen, in dem ich möglichst nahe am und mit den Patienten sein konnte. Daher entschloss ich mich, die Ausbildung zum Arzt für Allgemeinmedizin zu absolvieren, ohne zu wissen, ob es für mich als zukünftiger „Hakim" von großer Bedeutung sein wird.

Der Weg der Ausbildung war vielfältig, durch die zahlreichen Begegnungen und Enttäuschungen, die ich in den verschiedenen Spitalseinrichtungen erlebte, zeitweise auch ein sehr steiniger Weg. Menschen, auf die ich traf, die eine negative Atmosphäre erzeugten und mir das Arbeiten und Lernen nicht gerade erleichterten. An manchen Tagen hatte ich mein Ziel, Arzt zu werden in weite Ferne gerückt gesehen. Empathie stand nicht am Lehrplan. Wie wir mit uns selbst umzugehen haben, in der Person als Arzt und als Mensch dahinter, geschweige, wie wir mit Patienten umgehen sollten, blieb unbeantwortet. Die Gründe dafür waren: keine Zeit, kein Interesse und kein Ausbildungsgegenstand. Daraus resultiert bis heute, dass Ärzte nicht viel vom Zusammenspiel des gesamten Menschen (Körper, Geist und Seele) erfahren, denn es besteht keine wahre und echte Gesprächskultur. Es werden vorgeschriebene Listen abgefragt, aber persönlich mit den Menschen ernsthaft zu kommunizieren findet auch heute nicht statt. In der Theorie wird daran gearbeitet. Der kranke Mensch hat jedoch keinen hohen Stellenwert. Nicht die Materie Mensch sollte im Vordergrund stehen, sondern der Mensch in seiner Gesamtheit. Es ging und geht nur um Routine.

Ich machte damals die Erfahrung, dass die Ausbildung nur gut gelingen kann, wenn man sich mit Ernst, Begeisterung, mit einem starken Willen und mit Berufung dieser Aufgabe widmet. Dadurch erlangt man eine innere Sicherheit. Ich arbeitete als Rettungsarzt, um mehr über die Ausnahmezustände der Menschen zu erfahren und um in Akutsituationen die passenden Behandlungen und Therapien anwenden zu können. Diese Erfahrungen haben mir Sicherheit und Fähigkeiten für die Ordinationstätigkeit gegeben.

Mein Ziel ist es bis zum heutigen Tag, Menschen zu heilen, und nicht nur zu behandeln. Ihnen zu helfen, damit sie in der Lage sind, ihre Selbstheilungskräfte zu aktivieren. In meinen Definitionen unterscheide ich zwischen Behandlung und Therapie: das Ziel der Therapie bedeutet Heilung. Zuwendung ist in jedem Fall gut investiert, für Patienten und Arzt. Die Patienten sind dankbar und der Arzt ist durch seine Erfolge motiviert. Diese Maxime begleitete mich durch mein gesamtes ärztliches Leben, das war die Basis, auf die ich aufbauen konnte. Ich unterstütze hilfesuchende Menschen, die über den Umweg der „Behandlung“ zu mir in die Ordination kommen. Helfe durch meine Therapie, zu regulieren und zu regenerieren und somit zur Heilung beizutragen.

„Die wirksamste Medizin ist die natürliche Heilkraft, die im Inneren eines jeden von uns liegt“

Hippokrates

War das der Umstieg in ein Motorboot?

1980 habe ich meine Allgemeinmedizinische Praxis eröffnet. Mit gemischten Gefühlen bin ich in die Tätigkeit als Kassenarzt eingestiegen, mit allem Wenn und Aber. Ich war sehr stolz auf mein Motorboot. Ich konnte damals nur selten und wenn, dann nur kurz aus dem Hafen auslaufen, denn der Tank war schnell leer.

Nach der Ausbildung war mein erster Schritt in der Praxis der, mir für die Patienten Zeit zu nehmen. Zeit zu nehmen, um die Psyche der Hilfesuchenden zu erkennen, empathisch zu sein und auch das Umfeld mit einzubeziehen. Das war für mich damals das Idealbild eines guten Hausarztes.

Ich wurde aber schnell eines Besseren belehrt! Unvermittelt wurde ich mit Administration eingedeckt, meine ärztliche Tätigkeit war nebensächlich. Weder die materielle, noch die moralische Situation war zufriedenstellend. Es war zeitweise eine Überlebenstaktik von Nöten. Die Diskrepanz zwischen Verantwortung und Honorierung war eklatant hoch. Der Arzt sollte jederzeit sein Wissen, seine Verantwortung und sein Können den Patienten widmen, die Einkommenssituation stand dabei in keiner Relation. Die Unzufriedenheit stieg. Ich lebte von meinem Idealismus dem ärztlichen Beruf gegenüber, der vom System bis heute nicht adäquat honoriert wird. Die meisten niedergelassenen Ärzte fühlten sich ausgebeutet.

Wie ein befreundeter Richter mir einmal erklärte: „Du als Arzt stehst mit einem Fuß immer im „Kriminal“ und mit dem anderen Fuß im Gefängnis. Und die Verantwortung sowie die Entlohnung halten sich im Sozialsystem in keiner Weise die Waage“.

Ich bin schnell darauf gekommen, dass unser Beruf, als Berufung ausgeübt, so viel Zuwendung zu sich, zu den Mitmenschen und zu den Patienten benötigt, um richtige Diagnosen und brauchbare, rationelle Therapien anbieten zu können.

Achten wir Ärzte nicht auf uns und unsere Bedürfnisse, stehen wir vor unlösbaren Problemen, weil wir den Anfang nicht kennen und das Ende nicht absehbar ist. Wir entwickeln uns nicht, wir bleiben in unserer Entwicklung hängen, nicht weil wir nicht wollen, sondern weil wir nicht können. Das bedeutet, wir Ärzte leben neben unserer Zeit, in einem Parallelzustand und projizieren uns an Stellen in einem Sozialsystem, in dem wir eigentlich nicht wirklich existieren.

Durch diese Situation wird der Zeitfaktor immer vakanter und drastischer: Zeit ist relativ. Je mehr Zufriedenheit in mir ist, desto ausgeglichener und glücklicher bin ich, erhalte Zuwendung, kann mich artikulieren und habe Zeit. Unglücklichsein mit der Allgemeinsituation führt zu einer Änderung des Zeitgefühls. Bin ich glücklich, wird eine Stunde wie eine Minute, bin ich unglücklich, wird eine Minute wie eine Stunde. Ich bin hastig, unausgeglichen, nervös, aggressiv und mein Verhalten färbt auf die Umgebung ab. Das heißt: man schafft sich die Atmosphäre selbst. Die Aufnahmefähigkeit durch meine Unausgeglichenheit und innere Aggressivität ist herabgesetzt oder nicht vorhanden. Die Empathie weicht.

In diesen Situationen habe ich bis heute meinen Vater vor mir, wenn er mich ansah und feststellte, dass meine Aufmerksamkeit herabgesetzt war. Sein stehender Satz lautete: „Du wirst immer versagen, wenn du nicht an dir arbeitest, denn die innere Aggressivität nimmt dir 80 Prozent deiner Konzentration und du musst mit 20 Prozent auskommen."

Wiederholt habe ich diesen Zustand erfahren und feststellen müssen: Die Produktivität sinkt und die negative Aktivität steigt.

Es ist mir bis heute wichtig, mich dahingehend zu konditionieren, dass ich Aufgaben, die mir gestellt werden, in der passenden Art erfüllen kann. Das ist mir jedoch damals durch die äußeren Umstände nicht zufriedenstellend gelungen. Viele Aufgaben konnten in diesem System nicht durchgeführt werden. Wenn Zeit und Möglichkeiten vorhanden gewesen wären, wurden sie nicht honoriert. Es gab keinen Ausweg, es herrschte Pragmatismus und keine Flexibilität. Leider hat sich das bis heute im existierenden Sozialsystem nicht geändert.

Interessanterweise fand ich keine spontane Antwort auf die Frage: „Warst du unzufrieden?" Ich habe einen Beruf, den ich mir mit Freude ausgewählt habe und die damalige Situation konnte ich für mich noch nicht lösen, denn auf der anderen Seite standen die Sozialpartner. Höchstwahrscheinlich haben die meisten Ärzte, die in diesem Sozialsystem tätig sind, das Gefühl, im „Golden Käfig“ zu sitzen (wir werden ja entlohnt), jedoch fehlt uns der passende Schlüssel. Ich habe zum damaligen Zeitpunkt ständig nach diesem Schlüssel gesucht, ihn jedoch nie gefunden. In diesem System habe ich nicht gewusst: bin ich Angestellter der Krankenkassen, bin ich Freiberufler oder ein indifferenter Arbeitnehmer. Da ich das Sozialsystem, ich dem ich mich befand, weder verändern, noch verlassen konnte, war ich ein- im System gefangener- Selbständiger. Die Zeit der Vorschriften, Einschränkungen, Repressalien hat das Arztdasein sehr erschwert. Die Medikationen, die Behandlungen, waren vorgeschrieben und eingeschränkt. Zuwendung und das sich Zeitnehmen wurden nicht honoriert.

Durch diese Berufssituation entstanden Berufsängste und Existenzängste und ich war mit negativen Gedanken erfüllt. Mein Motor begann zu stocken. Diese Lebenssituation hat wiederum zu Funktionsstörungen in meinem Körper geführt, die meine gesamten Organe erfassten. Ich war zeitweise ein „Erkrankter der gesamten Heilkunde“. Meine Erschöpfung hat mich durch meine Ängste, durch mein irritiertes Nervensystem und mein reduziertes Immunsystem überrollt. Heute würden diese Befindlichkeitsstörungen als Burnout Syndrom diagnostiziert werden. Durch die psychische und organische Irritation habe ich begonnen, Medikamente gegen all die anfallenden Beschwerden einzunehmen, obwohl ich diesen Medikamenten zu diesem Zeitpunkt noch mehr Ablehnung entgegengebracht habe als in meiner Jugend.

Durch meine Medikation habe ich mich selbst kurzfristig wiederum in den Zustand eines chronischen Patienten manövriert. Durch meinen Widerstand gegen diese Form der Behandlung habe ich sämtliche, im Beipack beschriebene Nebenwirkungen am eigenen Leib verstärkt verspürt. Würden die Patienten die Beipacktexte laut Auftrag des Arztes genau lesen, würde es vielen Menschen genauso ergehen oder sie würden die Einnahme verweigern!

Diese zweite Krise hat mir gezeigt und mir bewusst gemacht: „Du musst etwas ändern".

In meinem Leben bin ich bedacht, nicht in die Opferrolle zu gelangen und die Schuld bei den anderen Menschen zu suchen, sondern bei mir selbst. Schuld bei der Umwelt zu suchen erzeugt eine Unselbständigkeit, wird aber von den Menschen generell gerne praktiziert.

Ich musste damals Entscheidungen treffen, mich gleichzeitig auch an den Ist-Zustand anpassen. In der Anpassung bedeutete es nicht, dass ich so blieb wie ich war, sondern ich verstand was mir fehlte oder mich störte. Durch diese zielorientierten Gedanken hatte ich die Möglichkeit, zu handeln. Ich habe mich nie ultimativ unter Druck gestellt, habe jedoch durch meine wiederholt aufkommenden Ängste sehr emotionale Situationen erlebt. Diese Emotionen erlaubte ich mir, um neue Wege und Lösungen zu suchen und zu finden. Die höchste Maxime, von meinem Vater übernommen, lautete: „Wenn ich denke, muss ich auch tun". Der Mensch darf sich nicht auf Gefühle und Erscheinungen von Mitmenschen verlassen, sondern sollte auf sich selbst vertrauen. Das Vertrauen zu sich selbst ist der direkte Weg zum Selbst. Das Ich und das Selbst im Gleichgewicht zu halten erzeugt Harmonie. Ich habe damals mein Motorboot zur Reparatur gebracht.

Die Einheit von Natur, Wissenschaft und Philosophie

Es gibt keine Heilung ohne Symbiose zwischen Naturwissenschaften (Körper) und Philosophie (Seele und Geist). Mit anderen Worten: Es muss die spirituelle Ebene für die Heilung vorhanden sein. Sie stellt die Verbindung zwischen Außenwelt und Innenwelt her.

Durch das Erkennen meiner Irritationen, die mich immerwährend beschäftigt haben- einmal mehr, einmal weniger- begann ich zu forschen. Zu forschen, um eine Methodik zu finden, mit der ich mich soweit regulieren kann, dass ich mit wenig Veränderung in meinem Leben das Gleichgewicht wiedererlangen und halten kann.

Meine Methodik bestand jetzt darin, zu lernen, mich trotz des Drucks, den ich verspürte, wohlzufühlen und ich stellte fest, wie schön es sein kann, mit sich harmonisch zu leben.

Wie mir das gelang? Ich verwöhnte mich selbst mit schönen Worten, konditionierte mich, störende und energieraubende Worte zu vermeiden, wie „Ich muss“ oder „Ich habe keine Zeit“. (Jeder Mensch hat Phasen, wo er „muss“ und „keine Zeit hat“. Diese missbräuchlich verwendeten Worte bringen uns jedoch aus dem Gleichgewicht und stellen uns selbst unter Druck).

Ich kam dahinter, dass das, was ich mache, Sinn macht. Jedoch durch die Erlebnisse, die ich im Berufsleben erfuhr, ergab mein Leben nicht den Sinn, den es erlangen sollte. Daraus entwickelte sich ein massiver, selbstgemachter Stresszustand, der einen großen

Energieverlust erzeugte. Dabei wollte ich chronische, unlösbare Funktionsstörungen bei mir selbst vermeiden. Trotz dieser gesunden Gedanken kam ich in eine Sinnkrise.

Der Aufbau der schulmedizinischen Behandlungen war weder stimmig, noch zielführend. Als Momentaufnahme und Symptombekämpfung war die Behandlung ausreichend, ich konnte den Patienten mit Medikamenten kurzfristig helfen. Die Forderungen der Patienten lautete zumeist folgendermaßen: Herr Doktor, geben sie mir die „guten Tabletten“, was nichts anderes bedeutet, wie das stärker wirkende Medikament, die Kombinationstherapie, oder die Cortison Injektion. Trotz meiner genauen Aufklärung und Zuwendung war ich beim Verhindern der Medikation nicht immer erfolgreich, da der Wunsch der Patienten nach schnell wirksamen Mitteln, ohne eigenes Zutun, sehr oft im Vordergrund stand.

Gleichzeitig wurde ich gezwungen, Medikamente, die die Patienten durch Fachärzte oder Spitäler verordnet bekamen, weiter zu verschreiben. Somit habe ich dazu beigetragen, dass die Patienten durch die wiederkehrenden Verordnungen der Medikamente zu chronisch kranken Patienten gemacht wurden. Der Patient wurde zum Abhängigen im Gesundheitssystem. Abhängig von Medikamenten, die er zur Blockierung von Blutdruck, Blutzucker oder Cholesterin einzunehmen hat. Dadurch erzeugte ich noch mehr Druck in mir selbst, um die Inhaltsstoffe der einzelnen Verschreibungen genau zu lesen.

In Folge dessen reduzierte ich meine ärztlichen Verordnungen, Injektionen und Infusionen drastisch und wendete sie nur mehr in

Notfällen an. Ich war immer bemüht, den Menschen ganzheitlich zu betrachten und den Patienten jene Therapie zukommen zu lassen, die er in seinem Zustand benötigte. Es war eine Mischung aus Diagnose, Gespräche, Zuwendung und Therapie. Diese Mühe, die ich mir machte klang sehr perfekt. Ein gewissenhafter Arzt, der Lob erhaschen möchte? Nein! Ich habe für mich selbst gehandelt, wollte mir selbst helfen, um den Patienten helfen zu können.

Was bedeutet die Ehrlichkeit zu sich selbst?

Durch mein verändertes Verhalten und der Änderung der Behandlungsweisen gewann ich an Lebensqualität. Die Ehrlichkeit zu mir selbst erlangte große Bedeutung, denn es wurde mir möglich, ohne Energieverlust zu sprechen und zu handeln. Diese Ehrlichkeit zu mir selbst hat sich auf die Mitmenschen, die mich brauchten oder mit mir sprachen, übertragen. In meinem sozialen Leben konnte ich wieder authentisch agieren, da ich mich nicht verstellen musste, um zu leben. Ich benötigte viel weniger Energie. Im Gegenteil, durch mein Verhalten erhielt ich Energie von den anderen. Ich versuchte nicht, den Menschen etwas zu erzählen, woran ich nicht glaubte, nicht glauben konnte. Denn: „Wenn es mir als Arzt gut geht, dann kann ich den Patienten die beste Hilfe anbieten“.

Ehrlichkeit beginnt dann, wenn der Mensch die relative Wahrheit, die er mit Hilfe seiner Sinnesorgane wahrnimmt, synthetisiert. Er ist für seine Handlungen verantwortlich. Je mehr der Mensch Verantwortung für seine Handlungen übernimmt, desto mehr Ernsthaftigkeit ist vorhanden. Die Floskeln und die Notlügen werden seltener. Durch Ehrlichkeit braucht niemand mehr zu jemanden „künstlich“ ehrlich sein. Es entwickelt sich eine Gesprächskultur, die beide Seiten zu Lösungen führen kann oder Gefühle der Sicherheit auf einer empathischen Ebene zulassen. Diese empathische Ebene bedeutet, dass man dem Gegenüber die Chance gibt, sich in Gesprächen zu entwickeln, um für sich selbst brauchbare Lösungen zu finden.

Wir wollen oft nicht verstehen, dass die Signale, die wir aussenden und verbreiten, unsere Persönlichkeit widerspiegeln. Die Sicht auf die Dinge würde sich schnell ändern, wenn wir eine Begegnung unter zwei Gesichtspunkten betrachteten: Meine Ansicht von mir und die Ansicht des Angesprochenen. Ich behandle den anderen mit eigenen Maßstäben, ich urteile, stelle Forderungen. Ich bin entsetzt, was die anderen Menschen tun und wie sie handeln, obwohl diese Eigenschaften und Anteile, die mich am Gegenüber stören, in mir selbst vorhanden sind. Es fehlt uns an Objektivität.

Sobald man lernt, sich zu konditionieren, ist es möglich, die Ehrlichkeit mit Hilfe der Gefühle sachlich anzuwenden. Dann gibt es keine Gewinner und keine Verlierer. Gefühle werden durch unsere Sinnesorgane sortiert. Sie haben die Aufgabe, Handlungen zu kontrollieren, um von einem emotionalen Zustand auf die Vernunftebene zu gelangen. Dadurch können wir die kreisenden Gedanken, die uns ständig beschäftigen sortieren und ablegen. Diese

Gefühle geben Sicherheit. So ein Update hat große Bedeutung für unser Fließgleichgewicht und in Folge für unsere Handlungen. Einerseits können wir durch unsere Emotionen und Labilität sehr viel Unheil anrichten, andererseits lernt man durch Empathie und Ehrlichkeit allen Menschen mit Respekt und Würde zu begegnen. Man sollte die Menschen so behandeln, wie man selbst gerne behandelt werden möchte!

Aufbruch zu einer neuen Therapiemethode

Die Frage, die ich mir immer wieder stellte, war die Frage nach Veränderung. Nur durch Veränderung kann ich mir selbst helfen. Ich konzentrierte mich, Lösungen zu finden, um effektiver arbeiten zu können, um mich seelisch, geistig und körperlich zu entlasten. Um ehrlich zu mir selbst und gegenüber den Patienten sein zu können. So hörte ich nie auf zu suchen.

Ich hatte immer ein offenes Ohr für meine Patienten. Der Patient teilt mir mit, was ihn bewegt, er gibt mir kund, was ihm hilft und was nicht. Wir Ärzte sollten den Patienten zuhören. Es unterstützt den Arzt bei der Diagnosefindung und Therapiewahl.

Genauso fanden und finden meine Patienten bei mir ein offenes Ohr, wenn sie mir ihre Erfahrungen über komplementäre und alternative Methoden berichten und meine Meinung darüber einholten.

Ich war immer wertfrei und interessiert und habe mich über die jeweilige Methode informiert. Was hilft und wer heilt hat recht!

Und gerade diese Offenheit hat mir den Weg zur Lösung aufgezeigt: In diesen Tagen erzählte mir ein befreundeter Rechtsanwalt von einer neuen Methode namens „Bioresonanz“ zur Behandlung von Allergien. Er wirkte auf mich ein, um mich davon zu überzeugen, dass ich der geeignete Therapeut für diese Art von Therapie sein könnte. Ich hörte mir die Erzählungen an, legte diese Idee wieder beiseite und dachte nicht weiter darüber nach.

Bis eines Tages ein langjähriger Patient zu mir kam, der mich sehr höflich lobte, weil ich ihm all die Jahre mit Cortison Depotinjektionen über seine Allergie, mit all den Symptomen und Beschwerden, hinweggeholfen hätte. Und weiter ergänzte er: „Herr Doktor, beschäftigen Sie sich doch mit einer wunderbaren Therapie, die ich in München gemacht habe. Nach diesen Therapiesitzungen habe ich keine Beschwerden mehr!“ Und er begann über die Methode der Bioresonanz zu erzählen. Ich wurde hellhörig. Hatte mir mein Freund nicht auch davon erzählt? Ich war sehr empfänglich für seine Worte, war empathisch, habe ihn verstanden, war aber nicht einverstanden.

Da ich jedoch nach einer Methode suchte, um meiner bestehenden, energieraubenden Situation zu entkommen, verfolgte ich den Gedanken, mich mit dieser Methode zu beschäftigen.

Mich führte nicht der Glaube an diese Methode zu diesem Seminar nach München, sondern die Notwendigkeit. Ich wollte entdecken und

Neues erforschen, um meinen Horizont und mein Spektrum erweitern zu können, mein Wissen zu bereichern. Ja und gerade deshalb, weil die Schulmediziner diese Methode (bis heute) ablehnen. Bioresonanz ist für sie Scharlatanerie und nicht nachweisbar.

Ich glaubte dem Patienten. Niemand fährt nach München, zahlt viel Geld, ohne dass diese Methode Wirkung zeigt. Ob es Placebo ist oder nicht, der Glaube versetzt Berge. Diese Gedanken gingen mir durch den Kopf, bevor ich ins Flugzeug stieg, um nach München zu fliegen. Ich bin bis zum heutigen Tag ein Schulmediziner durch und durch und diese Art von Therapie konnte ich mir nicht erklären. In München angekommen, betrat ich den Hörsaal und stellte fest, dass diese Veranstaltung sehr viele Menschen hergeführt hatte, die diese Methode kennen lernen wollten. Es waren überwiegend Heilpraktiker, ich fand jedoch Mediziner, die mir über ihre positiven Erfahrungen berichteten.

Um welche Methode handelt es sich hier? Diese Therapie wird in die Sparte der Energiemedizin eingeordnet. Unter Energiemedizin versteht man eine Diagnose- und Therapieform, die auf der Hypothese aufbaut, dass der Körper neben biochemischen Prozessen auch von biophysikalischen Vorgängen gesteuert wird, die man in der Erfahrungsheilkunde allgemein als Lebensenergie (das „Chi“ der Chinesen) bezeichnet. Die Energiemedizin geht davon aus, dass diese Energie bestimmten Gesetzmäßigkeiten gehorcht (den Regeln der klassischen Akupunktur) und dass Veränderungen des Chi feststellbar sind und auf Befindlichkeitsstörungen hinweisen können.

Was bewirkt die Bioresonanz? Über eine gezielte Therapie können diese Energieverschiebungen, sowie die damit gekoppelten körperlichen oder mentalen Störungen, gebessert werden oder sie können auch gänzlich verschwinden.

Durch diese Veranstaltung konnte ich für mich feststellen, dass diese Methode Sinn macht. Der Mensch kann durch die Unterstützung dieses regulativen Systems in die Lage gebracht werden, seine Selbstheilungskräfte zu aktivieren. Durch diese Aktivierung lernt der Mensch, sich selbst zu heilen. Es ist nicht von ungefähr, dass der Titel des Buches „Schwingungen prägen unser Leben" lautet, denn der Hilfesuchende wird entblockiert und seine Schwingungen, die Aktivität des Körpers, werden harmonisiert.

Trotz meiner Begeisterung verstand ich nicht, was in diesem Seminar vor sich ging. Bis der Kinderarzt Dr. Peter Schumacher einen Vortrag über diese Heilmethode, mit außerordentlicher Kompetenz und sehr informativ gestaltet, gehalten hat. Logisch, verständlich, reißerisch. Sein Spezialfach waren Allergien im Kindesalter und deren Therapiemöglichkeiten.

Langsam freundete ich mich mit dieser Methode an. Aber wie funktioniert sie? Das war mir nicht klar. Damit ich mit dieser Methode zu arbeiten beginnen konnte, legte ich mir einen Biotensor zu.

Was ist eine Bioantenne oder ein Biotensor? Ein Biotensor ist eine Metallrute, dessen Ende als Ring, Drahtspirale oder Kugel ausgeführt ist. Es handelt sich um eine moderne Variante der klassischen

Wünschelrute. Der Biotensor ist somit eine Verbindung aus Rute und Pendel zum intuitiven Abfragen von Diagnosen und Therapeutika, um z.B. Allergien oder die Verträglichkeit von Nahrungsmittel nachzuweisen.

Ich hielt ihn in Händen, wusste aber nichts damit anzufangen. Ich war völlig unbedarft. Tatsächlich hat sich dieser Biotensor bewegt. Der Ausschlag war enorm. Ich war verblüfft und die Menschen rund um mich noch mehr. Durch meine innere Energie (Chi) habe ich eine sehr starke Reaktion ausgelöst. Ich erkannte, dass ich in der Lage war, mit Hilfe des Biotensors die umstehenden Personen auf ihre Verträglichkeit von Substanzen zu testen.

Zurückgekehrt aus München saß ich in der Ordination und dachte darüber nach, wie ich mit diesen Informationen umgehen sollte. Ich war von dieser Idee beeindruckt, aber ich war noch nicht überzeugt. Es war mir noch nicht klar, wie ich diese Methode, die ich nicht erklären konnte, in meinen Ordinationsalltag des Schul- und Kassenarztes einbauen könnte. Die Welt der Schwingungen war in Österreich- und das bis heute- nicht angekommen.

Von nun an hatte ich Respekt vor diesen Methoden. Ich habe damals systematisch meine Gedanken reguliert, ohne Vorurteile, im Interesse der Patienten. Das „Schumacher- Phänomen" war der Anfang einer neuen Entwicklung und ich konnte wieder Hoffnung schöpfen. Ich war von dieser Begegnung so beeindruckt, dass ich mir vorstellen konnte, auch als Schulmediziner mit dieser Methode in Zukunft arbeiten zu können. Ich habe viel für mich mitgenommen, war begeistert und hoffnungsfroh. Ich war fasziniert von all den

Ressourcen, die wir Menschen besitzen, und dass es möglich schien, diese mit Hilfe der Bioresonanz zu aktivieren.

Es ist eine Tatsache, dass wir unseren Körper harmonisieren können. Wir Menschen benötigen Unterstützung, um auch unseren seelischen und geistigen Zustand zu harmonisieren und erhalten zu können.

Mir gab diese Therapieform Hoffnung, dieses Ziel erreichen zu können. Die Personen, die diese Therapie anwenden, konnten nicht alle Scharlatane sein, sondern, wie ich feststellte, waren es hochdotierte Ärzte aus Deutschland.

Es gab für mich sehr viele Kriterien, die für diese Methode sprachen: Selbstheilungskräfte aktivieren, Blockaden lösen, Energieausgleich herstellen, sich lieben, harmonische Gedanken aktivieren, sich von Zwängen befreien, wieder Kräfte erlangen, von der Dunkelheit das Licht des Bewusstseins erreichen, seine Mitte suchen und finden, Stress verarbeiten, die Ursachen von Störungen aufspüren, Öffnen und Entblockieren der Organe, Ressourcen aktivieren, um unseren Körper und Geist entgiften zu können. Diese Methodenansätze erzeugten den größten Respekt, da diese Therapiemöglichkeit den gesamten Menschen im Fokus hat und nicht nur die Krankheit als solche behandelt.

Zusammenfassend: Eine Therapiemethode, mit der der Mensch in seine Mitte kommt, weniger Ängste hat, Ängste, die abgebaut werden können, damit sie nicht chronisch werden, und eine Methode, mit der die Gesundung erlangt werden kann.

Es war wie ein Samenkorn, das ich in die Erde pflanzte. Ich goss dieses Samenkorn täglich mit meinen Gedanken. Was ist danach geschehen?

Durch die intensive Beschäftigung mit der Quantenphysik und mit der Chaostheorie habe ich langsam begonnen, die Methode der Bioresonanz zu verstehen und die Gedanken hinter diesem Modell beleuchtet.

Letztendlich sprang ich als Schulmediziner über meinen Schatten. Ich kaufte dieses Behandlungssystem für die Ordination an.

Mein ganzheitlicher Zugang zum Patienten war nun für mich plötzlich realisierbar. Ich habe begonnen, diese Methode zu erforschen: es war mir schnell klar, dass nicht allein das Gerät in der Therapie ausschlaggebend ist, sondern die Person, die dieses Gerät bedient und mit dem Patienten arbeitet. Es ist entscheidend für den Therapieerfolg, dass der Therapeut sowohl über Basiswissen, als auch Energie verfügt. Denn die Wechselwirkungen zwischen Patienten und dem Arzt als Therapeuten, der diese Methode anwendet, ist unumgänglich.

Die Wirkung der Bioresonanz

Zwei Arten von Wellen treffen auf den Patienten: Die eine, die maschinelle, gesichert durch die Einstellung am Gerät, die andere, durch die menschliche Ebene des Therapeuten. Dabei gibt es Qualitätsschwankungen: wie steht der Therapeut zu sich selbst und wie steht er zu dem Patienten, den er vor sich hat. Der Patient bekommt die Schwingungen durch das Gerät. Diese feinstofflichen Wellen können durch den Arzt/Therapeuten schnell gestört werden. Es handelt sich hier nicht um medikamentöse Behandlungen, sondern die Menschen werden durch Schwingungen harmonisiert. Damit die Einheit Körper- Geist- Seele harmonisch funktionieren kann, müssen diese Wellen nämlich als Brücke über den Therapeuten wirksam gemacht werden. Daher habe ich begonnen, mich selbst, die Familie und Freunde zu therapieren. Meine energetischen Kräfte waren unglaublich! Ich war dennoch skeptisch.

Die ersten Erfolge

Mein erster Patient, den ich mit dieser Methode therapierte, konnte nicht schwieriger sein. Ein älterer Geschäftsmann, mit einer akuten Allergie, der weder von Ärzten, noch von neumodischen Behandlungen etwas hielt, war nach meiner ausführlichen Information bereit, diese Methode bei sich anwenden zu lassen. Mit den Worten, die der echte Wiener in solchen Fällen zu sagen pflegt: „na, dann probiern mas halt, wird scho nix passieren“ setzte er sich in den Behandlungsstuhl. Die Cortison Depot Injektion für die schulmedizinische Behandlung hatte ich bereitgestellt, denn weder der Patient, noch ich als Arzt konnten an die Wirkung dieser Methode glauben. Der Patient erhielt von mir die erste Bioresonanztherapie.

Die Wirkung dieser Behandlungsmethode war überwältigend: der Patient war nach der ersten Sitzung beschwerdefrei!

Der Bann war gebrochen. Ab nun konnte ich mich intensiv mit dieser Methode auseinandersetzen, forschen und in der Ordination bei meinen Patienten einsetzen. Ich war jetzt von der Effektivität dieser Methode überzeugt.

Der Zuspruch der Patienten war enorm. Mein Tag in der Ordination war ab jetzt zweigeteilt: Die Ordination bestand aus zwei Systemen: In den Räumen auf der linken Ordinationsseite wurde die Schulmedizin praktiziert, Medikamente verschrieben und Injektionen verabreicht, auf der rechten Seite unterstützten die „nicht anerkannten“ Schwingungen die Patienten in ihrer Regulations- und Regenerationsphase. Ohne Medikamente, nur mit Zuwendung und der Methode der Bioresonanz.

Nach geraumer Zeit hat mich die intensive energetische Arbeit mit dem Biotensor durch den enormen Zuspruch der Patienten sehr erschöpft. Auch wenn ich in der Lage war, mir diese Therapie selbst angedeihen zu lassen, hieß es noch nicht, dass die vorhandene

Energie, die ich an den Patienten abgab, gleich der Energie war, die ich wieder bei mir aufbauen konnte.

Es ist eine Tatsache, dass Ärzte, die mit energetischen Therapien arbeiten, oft ihre Kräfte überschätzen. Die Arbeit mit den Patienten und die Erfolge beuten die Person des Therapeuten aus. Ich war damals nicht mehr in der Lage, mein Energiereservoir aufzufüllen. Ich habe mich selbst ausgebeutet. Kurzzeitig machte sich bei mir wieder eine Erschöpfungsphase bemerkbar. Mein innerer Arzt warnte mich. In die damalige Situation wollte ich nicht noch einmal geraten. Die Suche ging weiter.

„Der Arzt verbindet deine Wunden. Dein innere Arzt aber wird dich gesunden. Bitte ihn darum, sooft du kannst“

Paracelsus

Die Holopathie ist meine Methode!

Wie konnte ich mir auch damals wieder selbst helfen? Es ergab sich etwas Besonderes: Ich erhielt einen Anruf von einer Firma, die mich über eine weiterentwickelte Methode, auf Basis der Bioresonanztherapie, informierte.

Auch da war ich unverzüglich bereit, mich auf Neuland zu begeben. Ich informierte mich in der Firma über diese Therapie ausführlich und ließ bei mir selbst eine Therapie durchführen. Durch ein unmittelbar der Therapie nachfolgendes persönliches Schlüsselereignis, nämlich ein akutes allergisches Geschehen, welches ich augenblicklich selbst kupieren konnte, machte mich sicher: die Holopathie ist meine Methode!

Was hat diese Methode bei mir bewirkt? Durch die Schwingungen, die ich bei der Sitzung erhielt, kam ich mit mir ins Gleichgewicht (Yin-Yang) und reduzierte den Pegel der Ängste. Diese Schwingungen haben die Aufgabe, die Meridiane zu entblockieren und das Fließgleichgewicht im Körper wieder herzustellen. Die Ereignisse, mit denen wir uns täglich auseinandersetzen erzeugen bei uns Freiheit oder Blockaden. Je mehr Blockaden wir haben, desto mehr Ängste entwickeln sich. Diese Ängste, die unbewusst sind, erzeugen Symptome. Diese Symptome sind sichtbar, die Angst nicht fassbar. Die Erklärung dafür: Wenn ich von Angst spreche, spreche ich von einem unbegründeten Alarmzustand, der bei mir Stressreaktionen erzeugt und die Stresshormone ansteigen lässt. Das Gegenteil ist die Furcht: Ich fürchte mich vor bestimmten, mir bekannten Situationen oder Dingen.

Durch die energetische Belastung war ich nicht ausgeglichen und das „schwächste Organ“ angegriffen und blockiert. Es bestanden dort bereits Funktionsstörungen. In meinem Fall war es der Schluckakt. Im Nachhinein kann ich sagen: Durch die Therapie, die ich erhalten habe, hat sich damals mein Angstpegel reduziert, dadurch haben sich die Erstickungsanfälle minimiert und ich war in der Lage, diese akuten Schluckbeschwerden selbst zu kupieren.

Dieser Zustand hält bei mir bis heute an. Es war Stabilisierung und Heilung durch die Aktivierung meiner Selbstheilungskräfte. Ich lernte, bei Anzeichen der Symptomatik richtig zu reagieren. Der richtige Umgang mit mir selbst hat die Ängste vor einer Erstickungssituation minimiert.

Die Holopathie basiert auf digitalisierten Substanzspektren aus allen Bereichen der Medizin: Ausleitungsmittel zur Testung jedes Organs in allen Einzelheiten, sowie Similes, um jede gewünschte Ausleitungs- und Heilungsreaktion zu ermöglichen. Auf diese Weise verbindet die Holopathie traditionelle naturheilkundliche Verfahren wie Akupunktur, Homöopathie, Pflanzenheilkunde u.a. mit neuen energiemedizinischen Erkenntnissen. Eine völlig neue Sichtweise der Energieflüsse im menschlichen Körper berücksichtigt über die reine Organebene hinaus erstmals auch die einzelnen Schichten des Zentralnervensystems. Es ermöglicht so den systematischen Zugang zu psychischen Reaktionsblockaden und die Wiederherstellung des natürlichen Energieflusses vom Gehirn zu den Organen.

Die Holopathie hilft dabei, das Dasein zu objektivieren. Der Patient erfährt seine Projektionsebene und seine Sicht auf die Dinge ändert sich. Die Einstellung zu sich selbst und zur Umwelt wird stabilisiert und angepasst. Die Sinnesorgane werden geschärft. So war mir ab diesem Ereignis klar: mit meiner Hilfe und mit der Methode der Holopathie wird dem Patienten geholfen.

Die weiteren Grundlagen, die Methodik und die Erfolge, die ich mit dieser Therapie erzielte, würden den Rahmen dieses Buches sprengen.

„Den Fortschritt verdanken die Menschen den Unzufriedenen“

Aldous Huxley

Objektivierungsprozess der Methode

Zu dieser Zeit begann ich, junge Ärzte in meiner Lehrpraxis auszubilden. Es war mir ein Anliegen, ihnen nicht nur selbständiges Arbeiten zu ermöglichen, sondern ich lehrte sie den ganzheitlichen Zugang zu den Patienten. Es ist mir eine Freude zu sehen, dass diese jungen Ärzte, die ich ausgebildet habe, die Ganzheitlichkeit in ihre ärztliche Tätigkeit bis heute eingebaut und verinnerlicht haben!

Zurück zu meinem Zustand. Die Erfolge in der Therapie halfen mir, das seelische und geistige Gleichgewicht mit meinem Körper wieder zu erlangen. Ich konnte analysieren, was wirklich Schuld war an meiner Energielosigkeit.

Daher arbeitete ich mit dieser neuen „alternativen“ Methode weiter und erforschte sie weiter. Ich habe ungefähr 5 Jahre benötigt, um halbwegs zu erfahren, welche Therapiemöglichkeiten diese Methode noch in sich trägt. Bis heute entdecke ich neue Anwendungen, die den Patienten helfen.

Gleichzeitig machte ich diese Methode objektivierbar, damit ich fassbare Erklärungen für diese Schwingungen, die das Leben bestimmen, finden konnte.

Die Therapie hilft und die Patienten- auch wenn sie nicht daran glauben- spüren die Erfolge, aber wie funktioniert die Wirkung?

Als Schulmediziner war ich noch unzufrieden. Ich brauchte eine Erklärung für meine Arbeit. Wie wirken diese Schwingungen? Bestätigungen und Beweise für meine Erfolge waren nötig!

Es kostete mir viel Zeit und ich steckte viel Arbeit in die Forschung. Unterschiedliche Objektivierungsversuche mit der Versuchsanordnung: Patient- Therapeut- Apparat habe ich durchgeführt.

Eine Versuchsreihe ist folgendermaßen aufgebaut: Der Patient wird von mir mit dem Apparat verbunden, der die Schwingungen des Patienten mit Zusätzen von digitalisierten Bachblüten, Homöopathika, Mineralien u.v.m. harmonisieren soll.

Mit Hilfe eines Indikators, der kinesiologischen Testung (der Muskel verrät, was dem Körper fehlt) habe ich den Patienten getestet. Anschließend wurde der Patient aufgefordert, sich angenehme oder unangenehme Dinge oder Situationen in Erinnerungen zu rufen. Ich teste diese Gedanken kinesiologisch.

Der Muskeltest zeigt mir, ob der getesteten Person diese Gedanken, die sie gerade im Kopf hat, Energie kosten oder nicht. Diesen

Muskeltest führe ich sowohl vor der Therapie, als auch nach der Therapie durch.

Diese kinesiologische Testung zeigt an, wie weit die Gedanken der getesteten Person Energie kosten (der Muskel wird schwach) und ob diese Therapie Blockaden lösen kann.

Und ich wurde auch von diesen Ergebnissen überwältigt. Es war für mich ab diesem Moment klar, dass diese Therapie entblockiert. Sie stellt ein Gleichgewicht im Körper her. Durch die Harmonisierung kann der Körper entgiften und das wiederum führt zur Heilung.

Das ist noch der heutige Stand. Ich entwickle aber ständig neue Therapiemöglichkeiten, um die Kapazität dieser Methode für mich leicht anwendbar, dem Patienten zugänglich zu machen.

Dabei habe ich objektiv wahrgenommen, dass ich als Arzt mit meinem Gespräch einen Großteil des Therapieerfolges bewirke.

Ein Beispiel: Wenn ich als Arzt Menschen therapiere, versuche ich zu erkennen, wo sich bei dem Menschen das Selbst befindet und ob die Kontrolle über das Selbst vorhanden ist. Ich mache mir ein Bild über den Zustand des Menschen, versuche zu analysieren, welche wiederkehrende Gedanken ihn beschäftigen und aus dem Gleichgewicht gebracht haben. Da setze ich das Gespräch an, wähle das Thema aus, das für diesen Menschen, der vor mir sitzt, in diesem Moment aktuell ist.

Heute kann ich mit meiner Methodik erschöpfte, energielose und kranke Menschen regulieren, sie darin unterstützen, ihre Ressourcen zu fördern, um ihre Selbstheilungskräfte zu aktivieren und sich selbst regenerieren zu können.

Ich kann mir bis heute das Phänomen nicht erklären, dass ich damals in der Lage war, auf zwei Seiten der Ordination zu arbeiten. Auf der einen Seite der Ordination die Patienten mit nicht anerkannten Methoden zu regulieren, auf der anderen Seite der Ordination die Patienten weiter zu medikamentisieren.

Nach Beendigung meiner kassenärztlichen Tätigkeit im Jahre 2009 habe ich nahtlos meine ganzheitsmedizinische Arbeit fortgesetzt. Es gilt, auch als Ganzheitsmediziner, immer wieder persönliche Krisen zu bearbeiten. Zweifelsohne hilft auch hier, sowohl den Patienten, als auch im besonderen Maße mir als Person, die Holopathie weitere gesundheitliche Störungen abzuwenden.

Meine Aufgabe widme ich weiterhin im vollen Maße der Aufklärung und Steigerung der Akzeptanz unter den Ärzten gegenüber meiner Sicht auf Diagnostik und Therapie, sowie auf die Erfüllung meines Bedürfnisses auf eine Arzt-Patientenbeziehung auf Augenhöhe.

Es geht mir hier nicht um die chirurgischen Fächer, in denen alle Ärzte Außerordentliches leisten, sondern um das Miteinander in der Arzt-Patientenbeziehung.

Die Kommunikationsarbeit der Ärzte sollte wieder in den Vordergrund gestellt werden, um die Sicht weg vom Massenapparat der Medizin hin zu mehr Menschlichkeit zu lenken. Ängste und Unklarheiten, sowohl auf der Ärzteseite, als auch auf der Patientenseite könnten abgebaut und das Gespräch auf der Stufe der Empathie gefördert werden.

Damit die Patienten einerseits aus ihrer Hilflosigkeit befreit werden und zur Mitarbeit bereit sind, andererseits das medizinische Personal und die Ärzte, auch in Zeiten der Überreglementierung und Sparmaßnahmen, sich angenommen und in ihrer Arbeitswelt wohl fühlen können.

„Wenn Dich jemand fragt: wie geht es Dir? so kannst Du antworten: ich bin in der Lage, mich zu orientieren, um in einen zufriedenen Zustand zu gelangen“

Maher Damen-Barakat

Anhang

Versuch einer Begriffserklärung

Ein Teil der Patienten hofft durch die Inanspruchnahme von ganzheitsmedizinischen und komplementärmedizinischen Behandlungsmethoden von ihren psychischen und physischen Störungen befreit zu werden. Die Menschen suchen Zuwendung und Hilfe. Schon 1999 wird beschrieben, dass das Angebot an medizinischen oder medizinnahen Versorgungsmöglichkeiten bereits so vielseitig und für die Patienten auf der Suche nach Zuwendung unüberschaubar wurden.

Die Methoden existieren zum Teil nebeneinander, konkurrieren miteinander, ergänzen sich oder schließen sich aus. Je nach Wissenssystem, auf das sie sich beziehen, verfolgen die einzelnen Medizinformen unterschiedliche Konzepte zu Krankheit, Gesundheit und Körper und verfügen über unterschiedliche Verfahren bei Diagnose, Therapie und Heilung. Es kann nicht bestritten werden, dass unterschiedliche Medizinformen und die, von der Schulmedizin nicht anerkannten Therapieformen das bestehende Gesundheitssystem gemeinsam prägen, sowohl in seiner Vielfalt wie in seiner Unvereinbarkeit.

Alle Therapiemethoden, die im Pschyrembel als Sammelbegriff für alternative Heilverfahren bezeichnet werden bauen ihren Grundgedanken auf dem Aspekt des holistischen Konzeptes auf.

Gemeinsame Aspekte dieser Therapiemethoden sind die Behandlung des gesamten Organismus vor einer Organbehandlung.

Die Aktivierung und Förderung der Autoregulation und der Selbstheilungskräfte vor einer medikamentösen Behandlung von gestörten Organfunktionen.

Das Maß für den Therapieerfolg ist die subjektive Befindlichkeit der Patienten.

Ziel jedes Systems sollte aber immer das Gleiche sein: Das Wohlergehen der Menschen auf physischer, psychischer als auch seelischer Ebene, ganz egal, welche Behandlungsmethode eingesetzt wird.

Die Schulmedizin verwendet den Begriff **Alternativmedizin** inflationär für alle Therapiemethoden, die nicht von ihr anerkannt werden. Dabei bleibt die Ablehnung gleich, ob diese Methoden von Laien oder Medizinern ausgeübt werden.

Das ist wahrscheinlich auch mit einer der Gründe, warum so viele junge Mediziner, die nach ihrem Studium die verschiedensten Medizinformen kennen gelernt oder auch erlernt haben, sobald sie in den Spitälern oder in der Praxis als Ärzte arbeiten, die ganzheitsmedizinische Sicht auf den Patienten wieder ausblenden. Das System duldet es nicht.

Alternativmedizinische Verfahren sind eine heterogene Gruppe mit über 100 verschiedenen Methoden. Alternativmedizin ist ein umstrittener und unscharfer Sammelbegriff von Therapiemethoden, die von der Schulmedizin nicht anerkannt werden und häufig von Laien durchgeführt **anstelle** der Schulmedizin Anwendung finden.

Ganzheitsmedizin oder Holistische Medizin versteht sich als intuitive Körper- Geist- Seele Medizin. Ganzheitsmedizin wird laut Pschyrembel definitionsgemäß als holistische Medizin bezeichnet, die sich für alle Bereiche des Menschen, für Körper, Seele und Umwelt, mit Betonung auf Individualität, bemüht. Mit dem Begriff Ganzheitsmedizin wird die ganzheitliche Betrachtung des Menschen, inklusive der schulmedizinischen Sichtweise, verstanden.

1987 organisierte die Stadt Wien unter dem Titel „Ganzheitsmedizin“ einen Kongress, an dem Vertreter aller medizinischen Richtungen teilnahmen. Auf diesem Kongress wurde die Gründung der „Wiener Internationalen Akademie für Ganzheitsmedizin“, kurz „gamed“, beschlossen, die 1990 ihre Tätigkeit aufnahm.

Das Leitbild der gamed lautet: „Ganzheitsmedizin umfasst sowohl die naturwissenschaftlich ausgerichtete Universitäts- („Schul“-) Medizin als auch die Erfahrungsheilkunde mit ihren komplementären Methoden unter besonderer Berücksichtigung der psychischen und geistigen Aspekte. Sie ist kein Fachgebiet, wie es oft fälschlich verstanden wird, sondern ein Signal für eine umfassende und der Methodenvielfalt gegenüber tolerante Medizin, die den Menschen und nicht allein die Krankheit oder ein Organ in den Mittelpunkt des ärztlichen Denkens und Handelns stellt“.

Um die Bezeichnung **Komplementärmedizin** zu definieren, müssen eine Reihe von Begrifflichkeiten berücksichtigt werden, die im Zusammenhang mit dieser Art der Medizin verwendet werden. In der wissenschaftlichen Literatur und in den Medien werden Methoden, die außerhalb oder neben der Schulmedizin existieren, oft unter Alternativ- und/oder Komplementärmedizin zusammengefasst. Dabei wird versucht, eine vorwiegend pathogenetisch orientierte Sichtweise zu ergänzen oder durch eine Sichtweise zu ersetzen, die die Autoregulation und die Selbstheilungskräfte des Patienten betont.

Auf der Website des Bundesministeriums für Gesundheit wird der Begriff der Komplementärmedizin dahingehend definiert, dass darunter Therapieformen zu verstehen sind, die ergänzend zur Schulmedizin eingesetzt werden. Ein zentraler Aspekt des komplementärmedizinischen Denkens gilt der Gesunderhaltung. Obwohl es für manche Methoden keine klaren Nachweise im Sinne der konventionellen Medizin gibt, gilt dieses Fehlen des Wirksamkeitsnachweises nicht gleichzeitig als Beweis für Unwirksamkeit. Auch komplementärmedizinische Methoden müssen evaluiert werden. Die Weltgesundheitsorganisation- World Health Organization (WHO) definiert Komplementärmedizin als ein breites Spektrum von Heilmethoden, die nicht Teil der Tradition des jeweiligen Landes sind und nicht in das dominante Gesundheitssystem integriert sind. Sie ist Diagnose, Behandlung und Prävention und ergänzt die Schulmedizin.

Die theoretischen Grundlagen der **Erfahrungsmedizin** stützen sich auf tradierte Modelle wie die Ethnomedizin, die Geisteswissenschaft, wie zum Beispiel die anthroposophische Medizin, die Reizkörpertherapie, wie Schröpfen oder Moxibustion und die Bioresonanztherapie.

Naturheilkunde bezeichnet laut Pschyrembel die Lehre von der Behandlung und Vorbeugung von Krankheiten unter Einsatz von naturbelassenen Heilmitteln. Solche sind

physikalische Reize wie Licht, Luft, Wärme, Kälte, Bewegung und Ruhe, pflanzliche und natürliche Arzneistoffe,

der Phytotherapie sowie

psychosoziale Faktoren,

Ernährung und Lebensführung.

Die Naturheilkunde hat als Traditionell Europäische Medizin (TEM) Eingang in die Schulmedizin gefunden und wird interdisziplinär angewendet. Traditionelle Heilwesen und moderne Varianten beinhalten ebenso energetische wie auch spirituelle Ansätze. Physikalische Therapiemethoden und Bewegungsprogramme sind Alltag in der Rehabilitation und Kurmedizin.

1997 wurde die EU-Kommission durch das Europäische Parlament veranlasst, eine Regelung für komplementäre und alternative Medizin zu finden. Der Begriff CAM „Complementary and Alternative Medicine" bezieht sich auf Therapieformen, die sich zum Teil überschneiden oder die Grenzen fließend sind. In Österreich steht der

Begriff der Ganzheitsmedizin der Komplementär- und Alternativmedizin gegenüber.

Neu ist die Bezeichnung **Integrative Medizin.** Der Begriff soll die Verbindung von konventioneller und komplementärer Medizin „unter Einbindung aller heilkundlich und wissenschaftlich Tätigen, sowie Institutionen und auch der Patienten“ verdeutlichen. Es finden sich in der medizinischen Literatur vermehrt Begriffskorrekturen von ehemals komplementär- und ganzheitsmedizinischen hin zu integrativen Bezeichnungen. Besonders in den USA, aber auch zunehmend in Europa findet eine Umbenennung statt. Harald Walach, Professor für Forschungsmethodik komplementärer Medizin und Heilkunde, versteht unter Integrativer Medizin den nicht sehr geglückten Versuch, Schulmedizin und Komplementärmedizin zu verbinden, wobei die wirksamen und brauchbaren alternativ-komplementärmedizinischen Methoden in die Schulmedizin integriert werden.

Edzard Ernst, Facharzt für physikalische Medizin und Rehabilitation und als Inhaber des Laing Lehrstuhls in Großbritannien erster Professor für Alternativmedizin, hat bereits 1995 Komplementärmedizin als eine Methode, die Diagnose und Behandlung der Schulmedizin durch einen Beitrag zum gemeinsamen Ganzen ergänzt, definiert. Komplementärmedizin erfüllt für ihn weiterreichende Ansprüche und erweitert das Begriffsverständnis der konventionellen Medizin.

Methoden der Komplementärmedizin

Sich in der Vielfalt der verschiedenen Therapiemethoden und Therapieeinteilungen zurechtzufinden, erweist sich für die meisten interessierten Menschen als schwierig. Das breite Angebot reicht von der Volksmedizin, die in einer Form von Phytotherapie bereits in die konventionelle Medizin eingebunden ist, bis zu esoterischen Heilweisen.

Zu den traditionellen Medizinsystemen, die sich auf eine eigene Geschichte und Tradition stützen gehören die bekanntesten komplementärmedizinischen Methoden wie die Homöopathie, die Naturheilverfahren und die Traditionell Chinesische Medizin mit Akupunktur. Diese Methoden wurden bereits in Studien dokumentiert. Ebenso können Ayurveda und die Tibetische Medizin dazu gezählt werden.

Mind-Body-Therapien mit einer Vielzahl verschiedener Techniken, die die Einheit von Geist und Körper aktivieren sind Yoga, Qi Gong, Meditation und Entspannungstechniken.

Energiemedizin: Obwohl jahrtausendelange medizinische Erfahrungen mit dem Regulations- bzw. Energiesystem des Menschen vorliegen (z.B. aus der Akupunktur), gilt die Existenz eines solchen Systems aus Sicht der Schulmedizin als nicht erwiesen. Aus schulmedizinischer Sicht sind alle Erfolge aller energiemedizinischen Methoden ausschließlich auf Placebo Wirkung und/oder die Folgen einen unbewussten positiven Arzt/Patientenbeziehung zurückzuführen.

Zu den Körpertherapien zählen Feldenkrais, die Alexandertechnik, Pilates und Rolfing.

Biologische Therapien unter Verwendung von natürlichen Substanzen wie Kräutern oder ätherischen Ölen sind die Phytotherapie, die Aromatherapie, Vitamine und Nahrungsergänzungsmittel

Körperbezogene, manipulative Therapien sollen die Wiederherstellung der Beweglichkeit durch manuelle Beeinflussung gewährleisten. Sie sind heute bereits Teil der konventionellen Medizin: Osteopathie, Chiropraktik, Massagen

Neben dieser Klassifizierung besteht eine Einteilung nach dem Medizinhistoriker Robert Jütte (1996) nach Methoden und Funktionen:

Naturheilverfahren

Biodynamische Heilweisen: Homöopathie, anthroposophische Medizin, Neuraltherapie, Ozontherapie

Physikalische Behandlungsweisen: Akupunktur, Chiropraktik, Osteopathie, Elektrotherapien, Körper- und gefühlsbetonte Psychotherapien, mentales Training

Religiöse und magische Medizin

Die European Federation for Complementary and Alternative Medicine (Europäische Föderation für komplementäre und alternative Medizin) EFCAM hat einen sehr eingeschränkten Bereich der Therapieformen aufgelistet:

Akupunktur

Anthroposophische Medizin

Phytotherapie

Homöopathie

Reflexzonentherapie

Traditionell Chinesische Medizin (TCM)

Shiatsu

Große Bedeutung in diesem Diskurs kommt der Professionalität der Therapeuten zu. Eine mögliche Begriffsdifferenzierung könnte dennoch vorgenommen werden: in den Sammelbegriffen Komplementärmedizin und Ganzheitsmedizin sollten diejenigen Therapiemethoden angeführt sein, die durch Ärzte ausgeführt werden.

Als Alternativmedizin könnten daher alle anderen Verfahren genannt werden, die durch Personen mit nicht ärztlicher Profession zur Anwendung kommen.

Literaturverzeichnis

Abend, Matt Galan, (2007). Sprechstunde mit dem inneren Arzt. Wecke die Heilkräfte in dir selbst. Petersberg: Verlag Via Nova

Bauer, Joachim, (2007). Das Gedächtnis des Körpers. Wie Beziehungen und Lebensstile unsere Gene steuern. München: Piper

Blech, Jörg, (2003). Die Krankheitserfinder. Frankfurt: Fischer

Church, Dawson, (2008). Die neue Medizin des Bewusstseins. Wie Sie mit Gedanken und Gefühlen Ihre Gene positiv beeinflussen können. Kirchzarten: VAK Verlags GmbH

Comprehensive Cancer Center Vienna (2018). Immuntherapie: Den Tumor „ausbremsen". https://www.ccc.ac.at/news/single-view/immuntherapie-den-tumor-ausbremsen/f1556a6a9cc1448913c8a636e5780aa3/ (28.10.18)

Damen-Barakat, Maher & Baumgart, Gert, (1998). Arabische Naturheilkunde. Die besten Therapien und Rezepte aus dem Orient. Wien: Orac

Damen-Barakat, Ursula Christa, (2011). Motivforschung zum Zugang zur Komplementärmedizin. Welche intrinsischen und extrinsischen Beweggründe führen zur Inanspruchnahme komplementärmedizinischer Therapieverfahren? Wien: Masterthese

Hammer, Leon, (2002). Psychologie & Chinesische Medizin. Zukunftweisende Erkenntnisse über das energetische Zusammenspiel von Emotionen und Körperfunktionen. Sulzberg: Joy

Hark, Helmut, (Hg) (1998). Lexikon Jungscher Grundbegriffe. Zürich und Düsseldorf: Walter

Harsieber, Robert, (1993). Jenseits der Schulmedizin. Der Mensch als vernetztes System. Wien: Edition Va Bene

Höpken, Uta E., Immunonkologie: Mit dem Immunsystem den Krebs bekämpfen. Max-Delbrück-Center for Molecular Medicine Berlin. https://www.krebsgesellschaft.de/onko-internetportal/basis-inf...meine.informationen/immunonkologie-mit-dem-immunsys.html (28.10.18)

Ledoux, Joseph, (2001). Das Netz der Gefühle. Wie Emotionen entstehen. München: Deutscher Taschenbuch Verlag

Lown, Bernard, (2015). Die verlorene Kunst des Heilens. Anleitung zum Umdenken. Berlin: Suhrkamp

Oschman, James L., (2006). Energiemedizin. Konzepte und ihre wissenschaftliche Basis. München: Elservier GmbH, Urban und Fischer

Ponder, Catherine, (1992). Die Heilungsgeheimnisse der Jahrhunderte. Die 12 Geisteskräfte des Menschen. München: Goldmann

Precht, Richard David, (2018). Jäger, Hirten Kritiker. München: Goldmann

Siems, Martin, (1994). Dein Körper weiß die Antwort. Focusing als Methode der Selbsterfahrung. Eine praktische Anleitung. Reinbek: Rowohlt

Steiner, Christian, (2011) Zeit der Plagen? Warum chronische Symptome zunehmen und was die Holopathie dagegen tun kann. Viktring: Eigenverlag Dr. Christian Steiner

Weber, Thomas, (2018) Vorschau auf die neuen Hypertonie-Guidelines. In: Cardio News Austria 5 (S. 2) Wien: Springer

Dank

Mein großer Dank gilt allen, die zum Gelingen dieses Buches beigetragen haben. Ein Anliegen war mir, in diesem Buch die persönlichen Gedanken in der Wortwahl meines Mannes niederzuschreiben. Die Anregungen zu diesem Buch stammen von unseren Patienten, denen ich Dank schulde.

Ich danke Frau Mag. Kordula Gostencnik für die Bearbeitung des Transkripts und Dr. Lukas Küster, als Erstleser des Manuskripts, für seine wertvollen Anregungen und Hinweise. Ganz besonders danken möchte ich Frau Eleonore Selzer für ihre unermüdliche Mithilfe und Unterstützung bei Transkription und Korrektur, sowie der Tochter meines Mannes, Frau Petra Reininger, die beim Durcharbeiten des Manuskripts noch einmal tief in ihre Kindheit eingetaucht ist.

Ursula Christa Damen-Barakat